Dr Paul SCHERRER

MÉDECIN STAGIAIRE AU VAL-DE-GRACE

Travail du laboratoire de médecine expérimentale de l'Université de Lyon.

POUVOIR AGGLUTINANT DES SÉROSITÉS TUBERCULEUSES

SÉRO-DIAGNOSTIC LOCAL

DES

Tuberculoses articulaires

et des Hydrocèles

LYON

IMP. RÉUNIES

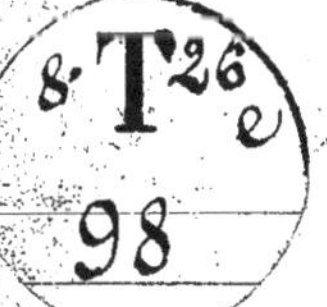

Travail du laboratoire de médecine expérimentale
de l'Université de Lyon.

POUVOIR AGGLUTINANT DES SÉROSITÉS TUBERCULEUSES

Séro-diagnostic local
DES
TUBERCULOSES ARTICULAIRES
ET
DES HYDROCÈLES

Travail du laboratoire de médecine expérimentale
de l'Université de Lyon.

POUVOIR AGGLUTINANT DES SÉROSITÉS TUBERCULEUSES

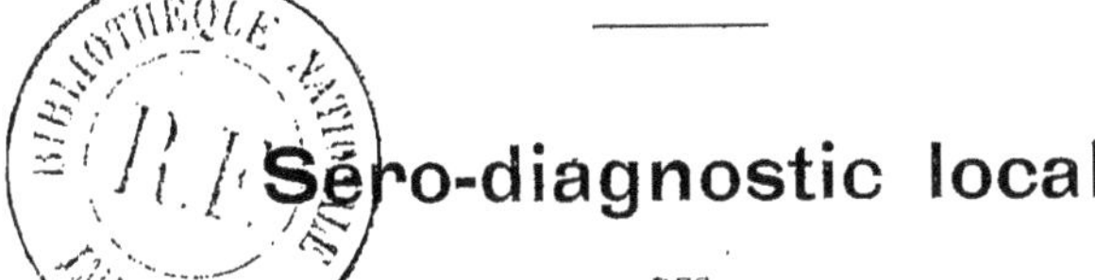

Séro-diagnostic local

DES

TUBERCULOSES ARTICULAIRES

ET

DES HYDROCÈLES

PAR

Le Dr Paul SCHERRER

MÉDECIN STAGIAIRE AU VAL-DE-GRACE

LYON
IMPRIMERIES RÉUNIES
8, RUE RACHAIS, 8

1907

A LA MÉMOIRE DE MON FRÈRE AINÉ

A MON PÈRE ET A MA MÈRE

Mon affection pour eux est sans bornes, comme le fut pour moi leur dévouement.

A MES FRÈRES

A MES PARENTS

A MON AMI, le Docteur P. SORLAT

Il m'a aimé comme un frère.
Je ne l'oublierai jamais.

A mon Président de Thèse

Monsieur le Professeur ARLOING

COMMANDEUR DE LA LÉGION D'HONNEUR

A Monsieur le Professeur agrégé P. COURMONT

MÉDECIN DES HÔPITAUX

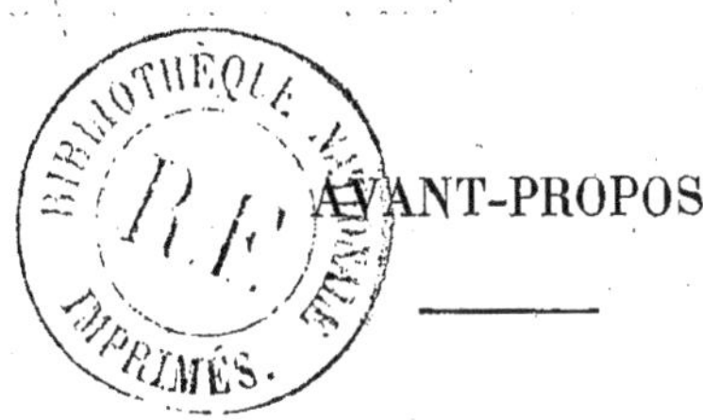

AVANT-PROPOS

Nous sommes heureux de pouvoir adresser aujourd'hui publiquement, à tous les maîtres que nous avons connus pendant le cours de nos études médicales, l'hommage de nos sentiments sincères de gratitude.

Dès le début de notre vie d'étudiant, à l'Université de Nancy, nous avons rencontré des maîtres éminents, dont l'enseignement et la bienveillance firent sur nous l'impression la plus durable : M. le professeur Nicolas et M. le professeur Prenant. Leur ancien élève, qu'ils n'ont pas oublié, ne peut s'empêcher de leur dire ici tous les regrets qu'il eut en les quittant et toute la reconnaissance qu'il a gardée pour eux.

M. le professeur agrégé Ancel avait dirigé, à Nancy, nos premières études d'anatomie ; nous avons eu le bonheur de venir à Lyon en même temps que lui et de continuer à suivre son précieux enseignement. Nous le remercions de la façon la plus vive et la plus sincère pour toutes les marques d'estime qu'il nous a données.

M. le professeur Arloing, qui voulut bien nous admettre pendant trois ans dans son laboratoire et qui nous a fait l'honneur d'accepter la présidence de cette thèse, a droit à toute notre reconnaissance. Les heures que nous avons passées à écouter les leçons et les conseils de ce savant maître ont été plus courtes que nous ne l'aurions désiré ;

elles furent néanmoins assez longues pour que leur souvenir soit désormais ineffaçable.

M. le professeur agrégé P. Courmont fut notre initiateur et notre guide dans les recherches dont nous présentons ici les résultats. Il nous a prodigué son expérience et son temps avec la plus grande bienveillance. Nous sommes pour toujours son élève reconnaissant.

Nous devons enfin tous nos remerciements aux différents chefs de service des hôpitaux civils et de l'hôpital militaire de Lyon, qui ont bien voulu nous confier leurs observations et quelquefois leur avis personnel sur les malades de leurs salles qui nous intéressaient. Notre reconnaissance leur était acquise comme elle l'est à tous ceux qui ont contribué d'une façon quelconque à nous apprendre et à nous faire aimer la médecine, mais nous emporterons en plus le meilleur souvenir de leur aimable accueil.

C'est grâce à ces maîtres excellents, grâce aussi à l'amabilité de camarades du laboratoire ou de l'École, dont la liste serait trop longue à citer, que nous pouvons publier ici les résultats d'un moyen facile et souvent très utile de diagnostic des épanchements articulaires et des hydrocèles.

INTRODUCTION

C'est en 1898, au Congrès de la tuberculose à Paris, que M. Paul Courmont démontra la possibilité d'un séro-diagnostic local de la tuberculose (1). L'application de cette découverte importante au diagnostic de la nature des épanchements des séreuses fut faite immédiatement de tous côtés et donna partout les meilleurs résultats. Aussi, à la suite de tous les travaux parus et surtout de ses observations personnelles, M. Paul Courmont pouvait-il formuler l'an dernier, au Congrès de Lyon, pour l'avancement des Sciences, les conclusions suivantes :

a) Les épanchements méningés ne sont jamais agglutinants (pas de séro-diagnostic avec le liquide méningé).

b) Pleurésies. — Le liquide des pleurésies tuberculeuses agglutine (au moins à 1 pour 5) 76 fois sur 100 (statistique de 115 cas) chez l'adulte. Les cas négatifs concernent presque uniquement les formes graves. Le liquide des pleurésies non tuberculeuses (pleurésies aiguës infectieuses ou pleurésies passives des cardiaques ou hydrothorax) n'est pas agglutinant, même à 1 pour 5. Le pouvoir agglutinant des liquides des pleurésies tuberculeuses est ordinairement moins élevé que celui du sérum sanguin, mais il peut l'être parfois davantage, ou même exister

(1) P. Courmont. Séro-diagnostic des épanchements tuberculeux. Paris, Congrès de la tuberculose, août 1898.

seul en l'absence de la propriété agglutinante du sang. Il semble donc bien que la séreuse pleurale peut produire *in loco* de la substance agglutinante.

c) Ascites, hydarthroses, hydrocèles. — Pour ces liquides, notre expérience est moins étendue que pour les pleurésies. Ils sont également agglutinants en cas de tuberculose, mais la valeur de la séro-réaction pour le diagnostic des hydarthroses et des hydrocèles nous paraît moins certaine.

C'est justement la recherche de cette valeur qui fait l'objet de notre travail, ainsi divisé :

Chapitre premier. — *Historique et principes généraux de la séro-réaction.*

Chapitre deuxième. — *Technique du séro-diagnostic local :* *a)* Ponction du liquide ; *b)* Obtention des cultures homogènes ; *c)* Phénomène de l'agglutination.

Chapitre troisième. — *Observations sous forme de tableaux synoptiques. Statistique. Comparaison avec l'inoculation et la cytologie.*

Chapitre quatrième. — *Discussion des faits. Utilité du séro-diagnostic des épanchements articulaires. Appendice pour les épanchements divers, kystes et hydrocèles. Essai du séro-pronostic des arthrites.*

Conclusions. — 1° *Conclusions générales* ; 2° *Application au diagnostic et au pronostic.*

CHAPITRE PREMIER

Historique et principes généraux de la séro-réaction.

I. — Le séro-diagnostic en général.

HISTORIQUE

C'est l'agglutination *in vitro* des éléments d'une culture homogène par le sérum d'animaux immunisés avec des bacilles semblables à ceux de la culture, autrement dit, le « phénomène de « Grüber » découvert en 1896, qui fut le point de départ du séro-diagnostic. Peut-être ce phénomène n'est-il pas, sans acucun rapport avec celui « de Pfeiffer » trouvé deux ans plus tôt; en tous cas, il ne représente pas, comme Grüber lui-même le croyait, une propriété analogue des sérums, la seconde phase pour ainsi dire d'une action antimicrobienne dont la première serait la transformation granuleuse.

La découverte retentissante de Widal, montrant le 26 juin 1897, à propos de la fièvre typhoïde, que les serums d'infectés pouvaient produire les mêmes effets d'agglutination que les sérums d'immunisés, et cela dès les premiers jours de la maladie, vint en effet détruire la première idée des bactériologistes, à savoir que l'agglutination était une manifestation de l'immunité. Widal disait même « réaction d'infection » et non « d'agglutination » comme Grüber, mais c'était aller trop loin, et il a rectifié depuis en disant seulement « réaction de la période d'infection ».

Ce fait acquit dans la suite une grande importance pratique pour le diagnostic des maladies infectieuses; des recherches innombrables furent tentées partout dans le but de trouver une interprétation du phénomène de « l'agglutination en général » et des conditions qui président à son apparition. Il faut reconnaître que malgré tous ces efforts, la nature intime de l'agglutination et son mécanisme réel nous échappent encore.

Nous nous bornerons donc à résumer ici, dans des formules aussi succinctes que possible et dans l'ordre de leur découverte, les principes généraux de la question qui paraissent actuellement bien établis par l'observation et l'expérience.

PRINCIPES GÉNÉRAUX

1° A côté des propriétés bactéricides, antitoxiques et immunisantes du sérum sanguin, qui exercent incontestablement un rôle dans la défense de l'organisme et qui sont, pour la plupart tout au moins, d'origine leucocytaire, il existe également deux autres pouvoirs qui sont probablement du même ordre : le pouvoir lysogène, qui donne le phénomène de Pfeiffer, et le pouvoir agglutinant, c'est-à-dire la propriété d'un sérum de réunir en amas et d'immobiliser ainsi les microbes mélangés à celui-ci *in vitro*.

2° Ce pouvoir agglutinant, d'abord vu chez les sujets vaccinés par Grüber et Durham, puis chez les sujets infectés par Widal, quoique n'étant pas rigoureusement spécifique, peut néanmoins être utilisé pour la distinction de certains agents infectieux.

3° Il se développe sous l'influence de l'introduction dans l'organisme soit du microbe infectant, soit même d'un sérum fortement agglutinant.

4° Son origine et sa nature ne sont pas encore parfaitement connues ; cependant, il semble aujourd'hui démontré que ce pouvoir agglutinogène est dû à la présence, dans l'organisme, d'une substance qui paraît être de nature albuminoïde, l'agglutinine, et attribuable à quelque influence cellulaire.

5° Les dates d'apparition et de disparition du pouvoir agglutinant, ainsi que le degré de celui-ci, varient avec la voie d'introduction de l'agent infectieux ou de ses toxines, avec leur nature, leur virulence, avec l'âge et l'état du terrain fournissant le sérum, etc.

6° La réaction agglutinante, en somme, n'est pas spécifique par elle-même ; elle l'est seulement au point de vue quantitatif et dans certaines conditions. « Ce qui est spécifique, ce n'est pas la réaction agglutinante elle-même, mais le degré auquel elle s'exerce », dit Achard. Une séro-agglutination ne sera donc valable pour un individu qu'à partir de la limite supérieure du pouvoir agglutinant du sérum des individus normaux de même espèce et de même âge.

7° La réaction agglutinante ne révèle pas uniquement les infections actuelles, elle survit à la période d'infection et peut se prolonger longtemps après la guérison.

8° Pour que le phénomène de l'agglutination se produise, il faut non seulement que le sérum possède le pouvoir agglutinant, mais encore que la culture sur laquelle il agit présente certaines conditions d'agglutinabilité.

En résumé, on voit que le séro-diagnostic des infections est « une méthode extrêmement précieuse acquise à nos moyens d'investigation ». Toutefois, cette méthode ne saurait être employée au hasard, il faut étudier chacune de ses applications par comparaison avec les autres symptômes et établir ainsi pour chacune d'elles les taux minima d'agglutination vraiment utiles au diagnostic.

II. — Le séro-diagnostic général de la tuberbulose.

HISTORIQUE ET PRINCIPES GÉNÉRAUX

1° Le sérum des tuberculeux possède la propriété agglutinante (Arloing); les principes généraux précédents sont donc applicables à l'infection par le bacille de Koch.

2° Le deuxième facteur : agglutinabilité des cultures, dépendant surtout de leur mobilité et de leur homogénéité, fut longtemps un obstacle à la réalisation pratique du séro-diagnostic tuberculeux, jusqu'au jour où M. le professeur Arloing découvrit les cultures homogènes de bacille de Koch.

3° Toute tuberculose, quelle que soit son origine, peut être agglutinogène, c'est-à-dire déterminer chez le sujet un certain pouvoir agglutinant (tout au moins dans certaines conditions de virulence, etc.). Donc le séro-diognostic est possibie, en principe, avec les sérums de toute origine tuberculeuse. (Arloing et Paul Courmont.)

4° Certaines cultures, même homogènes, de tuberculose, peuvent n'être pas agglutinables, quelle que soit leur origine. Donc, en pratique, pour le séro-diagnostic, l'origine du bacille aura peu d'importance, mais il sera indispensable que la culture soit bien agglutinable. (Arloing et P. Courmont.)

Ces deux derniers paragraphes forment les conclusions de la thèse de Berthelon (1). En résumé, d'après les travaux de MM. Arloing et Courmont, le séro-diagnostic tuberculeux (avec le sérum du sang) « est un signe de grande valeur, quand il est positif, dans un cas suspect. Il ne donne pas le diagnostic de localisation et indique seulement l'imprégnation de l'organisme par la tuberculose présente ou passée. C'est au clinicien d'interpréter et d'appliquer cette donnée dans le temps et dans l'espace ». (P. Courmont.)

---

(1) Thèse de Berthelon : Variation de l'agglutination des bacilles de la tuberculose. Lyon, 1904.

III. — Le séro-diagnostic local de la tuberbulose (1).

HISTORIQUE

Ceci dit sur la question de l'agglutination en général, dont nous n'avions pas à refaire ici l'historique complet, voyons maintenant son application au séro-diagnostic local et plus particulièrement à celui des épanchements séreux. C'est, dit M. Paul Courmont, qui presque aussitôt après la découverte des cultures homogènes du bacille de Koch par M. Arloing en 1898, montra la possibilité de ce séro-diagnostic local, « un procédé direct de diagnostic, plus élégant et plus sûr, destiné à mettre en évidence le processus tuberculeux local de la lésion séreuse, comme la recherche du bacille, avec cet avantage en plus, que la séro-réaction fait la preuve non seulement de l'agent infectant, mais des modifications humorales survenues *in loco* sous l'influence de celui-ci ».

Parmi les auteurs qui, à côté de M. Paul Courmont et après lui, se sont occupés de cette question, il faut citer MM. Mongour et Buard (notes parues en 1898-99), Rothamel (thèse Bordeaux, nov. 1899), Bendix (1900), Beck et Rabinowitch (1900) dont les observations, pour la plupart défavorables à la méthode furent justement critiquées par MM. Arloing et P. Courmont dans un article de la *Presse médicale* du 1er septembre 1900. En novembre 1900, parut la thèse du docteur Feitu,

(1) P. Courmont. — « Le séro-diagnostic des épanchements tuberculeux. » (*Archives de médecine expérimentale,* novembre 1900.)

revue d'ensemble sur l'agglutination du bacille de Koch par les épanchements tuberculeux. Citons encore, parmi les auteurs qui firent des publications diverses à ce sujet, les noms de Widal et Ravaut, Dieulafoy, Hawthorn, Sabareanu et Salomon en France, Romberg en Allemagne, Kazarinow en Russie; Marini, Marchetti et Stefanelli en Italie, etc.

La plupart de ces travaux ont trait aux épanchements pleuraux ; nous en avons vu les conclusions pratiques dans notre introduction. Reste enfin la question qui nous intéresse plus spécialement ici, celle des liquides synoviaux; les observations de séro-diagnostic tuberculeux ayant rapport à ces liquides étaient loin d'être suffisantes pour permettre de leur appliquer la méthode en toute confiance. Ces observations, recueillies dans les thèses de Feitu, de Géniaux, dans les registres du laboratoire et les notes personnelles de M. Paul Courmont, s'ajouteront néanmoins aux nôtres pour former la base de ce travail.

Il nous a semblé utile de résumer ici, en des formules concises, comme nous l'avons fait pour le séro-diagnostic général, les principes généraux bien établis du séro-diagnostic local, tels qu'ils ont été démontrés par l'étude des épanchements pleuraux (1), ces principes devant d'ailleurs nous servir de guide dans l'étude que nous allons entreprendre sur les épanchements articulaires. Notre but principal sera de voir s'ils peuvent également s'appliquer à ces derniers.

---

(1) P. Courmont. — « Le séro-diagnostic des épanchements tuberculeux. » (*Arch. de méd. expérm.*, novembre 1900.)

PRINCIPES GÉNÉRAUX

1° Le séro-diagnostic pratiqué avec le sérum du sang indique seulement, comme les injections de tuberculine, si le sujet est tuberculeux, sans indiquer le siège de la tuberculose. Le séro-diagnostic pratiqué avec la sérosité de l'épanchement fait, au contraire, lorsqu'il est positif, le diagnotic de localisation : « Le premier indique seulement que le malade est un tuberculeux ; le deuxième prouve que la séreuse qui a fourni l'épanchement est infectée par la tuberculose. »

2° Les épanchements non tuberculeux ne donnent pas la séro-réaction, même si le sujet est porteur d'une autre lésion tuberculeuse ; d'autre part, la matière agglutinante semble se former en premier lieu, ou du moins s'accumuler dans la séreuse directement infectée de tuberculose.

3° Les résultats du séro-diagnostic local concordent avec ceux de l'inoculation et du cyto-diagnostic.

4° En pratique : *a*) une séro-réaction positive, à partir de 1 pour 5 avec un liquide pleural, est un signe de très grande valeur en faveur de la nature tuberculeuse de la pleurésie ; *b*) une séro-réaction négative ne constitue qu'une présomption contre le diagnostic de tuberculose. Dans ce cas, il faudra répéter la recherche ; *c*) la recherche du pouvoir agglutinant du sang fournira des données intéressantes à comparer à celles de la réaction pleurale.

5° Essai du séro-pronostic (1). Dans certains cas, l'étude de la séro-réaction et de ses variations peut servir au pronostic. Pour les pleurésies tuberculeuses, notamment, l'élévation du pouvoir agglutinant de la sérosité est d'un bon pronostic et surtout l'absence de séro-réaction doit faire craindre, à plus ou moins longue échéance, une issue fatale (2).

---

(1) P. Courmont. — Congrès de Lyon (2-7 août 1906) de l'Association française pour l'avancement des sciences : Valeur séméiologique de la réaction agglutinante chez les tuberculeux.

(2) P. Courmont. — Le séro-pronostic des pleurésies tuberculeuses. (Congrès de la Tuberculose. Paris, 1905, *Presse médic.*, 8 novembre 1905.)

CHAPITRE II

Technique du séro-diagnostic tuberculeux dans les épanchements des articulations et de la vaginale.

En raison de la difficulté pratique de la séro-réaction, ou plutôt de l'habitude qu'elle exige, au point qu'on peut attribuer à celle-ci à peu près toutes les divisions qui ont pu séparer les auteurs s'étant occupés de ce sujet; en raison aussi de l'importance considérable de ce petit manuel opératoire, dont dépend en somme tout le succès de la méthode, nous n'avons pas hésité à lui consacrer un chapitre entier de notre thèse et à en décrire pieusement les moindres détails matériels plutôt que les principes théoriques.

Le lecteur trouvera d'ailleurs ceux-ci parfaitement exposés dans les nombreuses publications de nos maîtres ou de leurs élèves, s'il veut bien s'y reporter (1).

(1) J. Nicolas et P. Courmont. — « Étude des principales propriétés naturelles ou acquises des humeurs de l'organisme utilisées récemment dans le diagnostic et la thérapeutique des maladies microbiennes. » (*Mémoire couronné par l'Université de Lyon*, 30 avril 1898.)

S. Arloing. — « Sur l'obtention de cultures, et d'émulsions homo-

Ces réserves faites sur l'habitude qu'il exige, le séro-diagnostic est d'ailleurs, au point de vue technique, très simple et très rapide. Il suffit de faire réagir la sérosité à examiner sur la culture homogène de bacille de Koch, préparée à point, et de constater la présence ou l'absence de la réaction agglutinante dans certaines proportions du mélange culture-sérosité. Nous allons étudier séparément ces deux points : 1° obtention de la sérosité ; 2° obtention de la culture. Nous verrons ensuite la réaction de l'un sur l'autre, c'est-à-dire le phénomène de l'agglutination.

I. — Ponction du liquide.

Nous ne saurions entrer ici dans des détails sur la ponction des différentes séreuses articulaires ou de la tunique vaginale ; il n'y a là d'ailleurs rien de spécial au point de vue du séro-diagnostic, et les liquides que nous avons eu à examiner provenaient la plupart du temps de ponctions évacuatrices, faites suivant les procédés ordinaires,

---

gènes du bacille de la tuberculose humaine en milieu liquide. » (*C. R. de l'Acad. des sc.*, Paris, 9 mai 1898.)

S. Arloing. — « Agglutination du bacille de Koch par le sérum sanguin des tuberculeux ». (*Congrès de méd. intern.*, Montpellier, 1898.)

Feitu. — Thèse sur le même sujet, Lyon, 1900,

S. Arloing et P. Courmont. — « Le séro-diagnostic de la tuberculose. » (*Revue générale, Gazette des hôpitaux*, 1er décembre 1900.)

P. Courmont. — Valeur séméiologique de la réaction agglutinante chez les tuberculeux. Séro-diagnostic, séro-pronostic. (*Rapport présenté au Congrès de Lyon. Association française pour l'avancement des sciences*, 2-7 août 1906), etc., etc. Voir notre index bibliographique.

dans un but thérapeutique. Nous dirons seulement que la quantité de sérosité que réclame un séro-diagnostic tuberculeux est très minime, quelques gouttes suffisent ; quelques centimètres cubes permettent même de répéter un grand nombre de fois l'expérience. Il est bon cependant d'avoir une quantité assez abondante de sérosité pour pouvoir faire à côté du séro-diagnostic, comme moyens de contrôle de ce dernier, l'ensemencement et l'inoculation. C'est au niveau du genou, que nous avons recueilli presque tous nos liquides ; on comprend que quelle que soit la quantité de liquide à obtenir, les aiguilles trop fines, celle de la seringue de Pravaz par exemple, ne sont pas suffisantes ; leur résistance trop faible expose à des accidents et leur calibre est trop petit pour des liquides souvent assez épais. L'aiguille qui convient le mieux est l'aiguille à ponction lombaire, dite de Tuffier, résistante, de 1 mill. 1/2 de diamètre extérieur et assez longue ; ou même une aiguille plus grosse encore. L'aspiration, si elle est nécessaire, peut se faire au moyen d'une seringue quelconque. Nous n'avons pas besoin de dire que l'asepsie est de rigueur. Il est donc bien facile, avec ces quelques précautions, de recueillir à l'aide d'une seringue bouillie, et cela sans aucun danger pour le malade, les quelques gouttes de sérosité nécessaires et de les envoyer à un laboratoire dans un tube bien bouché (bouchon de caoutchouc ou de liège paraffiné). Il est utile de recueillir en même temps le sang du malade pour comparer la séro-agglutination sanguine à la séro-agglutination articulaire, mais nous ne nous occuperons ici que des résultats donnés par la seule sérosité de l'épanchement.

II. — **Obtention des cultures homogènes** (1)

Le bouillon de ces cultures forme un trouble homogène, dans lequel les bacilles se trouvent séparés et non pas en amas comme dans les cultures ordinaires. La première culture de ce genre fut obtenue par M. le professeur Arloing, en 1898, de la manière suivante : en faisant baigner la pomme de terre ensemencée de tuberculose dans la glycérine, il vit sur quelques tubes, un ou deux parmi des centaines, la culture prendre un aspect gras et un trouble net se former dans le liquide. Ce dernier, ensemencé dans un ballon, donnait une culture homogène, mais à la condition, et c'est là qu'est le mérite de la découverte, d'agiter tous les jours le ballon, qui, d'autre part, est mis à l'étuve à 37°. Toutes les tuberculoses humaines, bovines, aviaires, etc., peuvent donner de ces cultures homogènes, mais les échantillons utilisés pour le séro-diagnostic doivent remplir certaines conditions (2) :

1° *Choix du bacille* (3). — Il faut des cultures d'origine humaine, homogènes, d'un bacille de Koch bien agglutinable. M. Paul Courmont a, en effet, montré avec

(1) S. Arloing. *C. R. de l'Académie des sciences*, Paris, 9 mai 1898 : « Sur l'obtention des cultures et d'émulsions homogènes du bacille de la tuberculose humaine en milieu liquide. »

(2) P. Courmont. — « Valeur séméiologique de la réaction agglutinante chez les tuberculeux ». (*Rapport présenté au Congrès de Lyon, de l'Association française pour l'avancement des sciences*, 2-7 août 1906.)

(3) S. Arloing et P. Courmont. — « De l'obtention des cultures de B. de Koch les plus propices à l'étude du phénomène de l'agglutination. » (*C. R. Académie des sciences*, 9 septembre 1898.

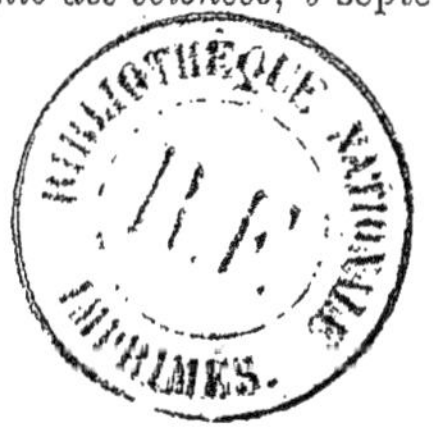

M. Arloing, que la propriété d'agglutinabilité n'appartient pas à toutes les cultures homogènes de bacilles de Koch (1). Quelques auteurs (Ruitinga) ont employé, avec de mauvais résultats, des bacilles peu homogènes dans leurs cultures et mal agglutinables. Les Allemands emploient encore des émulsions de bacilles morts (comme l'émulsion de Behring). Le bacille A (Arloing) remplit toutes les conditions voulues de facilité de culture et d'agglutinabilité.

2° *Obtention des cultures.* — Un tel bacille, déjà accoutumé aux cultures homogènes, sera cultivé en bouillon glycériné à 5 °/₀ dans des matras agités tous les jours (à la main ou par une machine agitatrice) (2), à l'étuve à + 38°. Les cultures seront toujours entretenues dans les mêmes conditions et ensemencées avec des cultures mères, en bouillon, âgées d'un mois.

Si les premières cultures homogènes de bacilles de Koch furent difficiles à obtenir, et si elles étaient tellement contraires aux idées en 1898, que M. le professeur Arloing eut de la peine à faire admettre sa brillante découverte, il est en revanche très facile aujourd'hui de se les procurer. On peut demander des cultures mères au laboratoire de médecine expérimentale de Lyon, où il en existe plusieurs types, et les entretenir d'une façon très simple, puisqu'il suffit d'agiter tous les jours, à la main, pendant quelques instants, les flacons de l'étuve qui renferment ces cultures.

---

(1) S. Arloing et P. Courmont. — « Variations de l'agglutination des bacilles de la tuberculose. » (Deux mémoires, *Revue de la tuberculose* 1904, n° 3 et n° 5.)

(2) Étuve agitatrice du professeur Arloing.

3° *Emploi des cultures âgées diluées.* — MM. Arloing et Courmont crurent au début qu'il fallait toujours des cultures récentes, renouvelées tous les deux ou trois jours, ce qui créait de grands dangers de contamination, d'autant plus qu'un bacille nouveau, vivace, absorbe vite le bacille de Koch. Quel était donc l'obstacle à l'emploi des cultures homogènes, vieilles? C'est que celles-ci se densifient, deviennent de moins en moins homogènes. La découverte de la dilution vint enfin lever cet obstacle. MM. Arloing et P. Courmont conseillent, maintenant, de prendre des cultures très riches, âgées de quatre à cinq semaines, de les diluer cinquante à soixante fois avec de l'eau salée, à 8 pour 1000, stérilisée, et d'employer cette dilution au lieu des cultures brutes et jeunes. Ceci permet d'avoir, sous un petit volume, une matiére agglutinable facile à conserver, à transporter et à utiliser à un moment donné en la diluant.

4° *Emploi du sérum-étalon.* — Mais il y a une difficulté dans cette dilution : ce n'est que par l'habitude qu'on arrive à voir s'il faut diluer au cinquantième, au soixantième, au soixante-dixième, etc., la vieille culture. D'où la nécessité d'avoir ce que l'on appelle « un sérum-étalon » dont le pouvoir agglutinant en un temps donné est connu, et que l'on conserve toujours au froid et à l'obscurité. Ce sérum-étalon, qui servira à faire une agglutination comparative, une agglutination-témoin, autrement dit à contrôler le degré d'agglutinabilité des cultures diluées, mettra encore à l'abri contre les causes d'erreur tenant aux variations de l'agglutinabilité des cultures successives, aux « sautes de cultures ».

III. — **Phénomène de l'agglutination** (1).

Il est bon d'avoir beaucoup de séro-diagnostics à faire à la fois, en raison de la longueur des préparatifs nécessaires et aussi pour pouvoir comparer entre elles les différentes séro-réactions. La sérosité conserve son pouvoir agglutinant assez longtemps pour qu'on puisse l'employer plusieurs jours après la ponction (si elle a été recueillie aseptiquement), ce qui est un avantage sur toutes les autres méthodes. Toutefois cette sérosité, qui ne sera pas employée immédiatement, devra être conservée dans un tube ou un flacon bien bouché, à l'abri des rayons solaires. Dans un récipient à l'air libre, l'évaporation changerait en effet la concentration et les propriétés du liquide, surtout si celui-ci était recueilli en petite quantité. L'asepsie absolue n'est même pas nécessaire, si les liquides doivent être employés dans les quelques jours qui suivent la ponction. La sérosité à examiner devra être aussi limpide que possible, plus limpide encore que pour le séro-diagnostic typhique (par exemple en centrifugeant et en ne prenant que la partie supérieure du liquide) et répartie dans les tubes homéopathiques dans le rapport d'une goutte de sérosité pour 3, 5, 10 et 15 de culture homogène. Pour faciliter la lecture des résultats, en augmentant le volume du liquide à examiner on peut mettre dans les deux premiers tubes deux gouttes de sérosité pour 6 et 10

(1) Voir : 1° S. Arloing et P. Courmont : « Quelques indications pratiques pour le séro-diagnostic de la tuberculose. (*Province médicale*, 17 mai 1902) ; 2° J. Courmont : *Précis de bactériologie*. (Collection Testut, 3e édition. Paris, Doin 1906.)

gouttes de culture, les rapports définitifs des mélanges sont toujours : 1/3, 1/5, 1/10, 1/15.

Pour la même raison, il est bon aussi de faire de grosses gouttes. La séro-réaction doit d'ailleurs être faite dans des tubes assez grands (la lecture des résultats étant plus difficile dans les tubes petits, peut-être à cause d'un phénomène d'adhérence aux parois des masses agglutinées). Après avoir agité les tubes renfermant les mélanges culture-sérosité dans les proportions indiquées, on laisse ceux-ci au repos, à la température ordinaire et l'on attend en moyenne cinq heures avant de juger du degré d'agglutination. On ne tiendra compte que des réactions très nettes et visibles à l'œil nu en trois à cinq heures. L'examen microscopique ne donne pas ici de meilleurs résultats que la simple inspection macroscopique, contrairement à ce qui se passe pour le séro-diagnostic typhique. Il va sans dire que plus on a l'habitude de cette inspection, plus elle est rapide et sûre; il est même bon d'avoir une pratique déjà longue de la séro-réaction et un certain coup d'œil pour remarquer, au moins dans les cas limites, les amas blanchâtres, excessivement légers, indices d'une faible agglutination, amas que l'on peut rendre parfois plus visibles en faisant tourner sur lui-même le contenu des tubes et en l'examinant à la lumière artificielle. Certaines conditions augmentent encore la difficulté de la lecture des résultats (voir au tableau 1 la dernière de nos observ.), par exemple le trouble ou la coloration trop intense du liquide agglutinant. Dans ces cas, le séro-diagnostic peut être nettement positif au 1/15, où la proportion de culture est assez grande pour que la coloration du sérum s'atténue, tandis qu'il est négatif ou douteux au 1/3 et au 1/5. Ces faits montrent bien l'importance de ce côté pratique de la séro-réaction et la nécessité qu'il y a d'être réservé, dans quelques cas au moins, sur l'appréciation des résultats.

C'est pour ces motifs que nous avons toujours eu soin de demander nos résultats à M. P. Courmont, dont l'expérience en cette matière est aussi vieille que le sujet lui-même. Nous donnons ici un exemple de la façon dont étaient notés les résultats de nos séro-diagnostics, qui même pour les cas les plus anciens de nos tableaux, c'est-à-dire depuis neuf ans, furent en somme toujours établis par le même observateur, fait qui a bien son importance, en expérimentation :

25 janvier 1907 (date du séro-diagnostic).

Cult. 26/11 × 75 (culture du 26/11 diluée 75 fois) Durée du mélange avant l'examen : 4 h. 1/2.	
Témoins : Pleur[ie] Coup. + 5 Liq. Dor. + 10	+ 5. + 10.
Pr., L. (serv. de M. Tixier, 10/1 07). — Liquide arthrite blen., jaune, limpide avec flocons fibrineux.	Liquide : — 3 — 5. Sang : + 5 — 10.
Mart., L. (Sainte-Marthe, 11/1 07). — Hydarthrose tuberculeuse. Sérosité jaune d'or, limpide et non sirupeuse, avec gros caillots fibrineux, rouges.	Liquide : + 3 + 5 + 10 + 15. Sang : + 10 + 15.
Le signe + indique un séro positif. Id. — id. séro négatif. Id. ± id. séro douteux.	

CHAPITRE III

Observations et statistique.
Valeur comparée de la séro-réaction locale de l'inoculation et de la cytologie.

Nous avons réuni dans le présent chapitre, sous la forme de tableaux synoptiques, une soixantaine d'observations d'arthrites ou synovites, et cinq cas d'épanchements tuberculeux divers. Quant aux hydrocèles, les faits trouvés nous ont paru trop simples pour qu'il fût necessaire de présenter séparément chacune des 27 observations que nous possédons dans nos fiches; nous ne donnerons dans nos tableaux (voir tableau V de nos observations) que les observations se rapportant aux hydrocèles symptomatiques ou douteuses. Les vingt autres cas d'hydrocéles (simples, syphilitiques, etc.), rencontrés au cours de nos recherches faites surtout pour les liquides articulaires, ont tous donné une séro-réaction négative.

Il était nécessaire, pour établir la valeur du séro-diagnostic clinique des épanchements articulaires, d'avoir des observations nombreuses, et il importait aussi que le diagnostic clinique de la nature des épanchements étudiés fût porté d'une manière aussi exacte que possible. Pour les observations anciennes, trouvées dans les registres du laboratoire, nous avons rétabli ce diagnostic avec le plus grand soin. Nous n'avons pas omis de signaler, dans des colonnes spéciales de nos tableaux d'observations, les résultats de l'inoculation au cobaye et du cyto-diagnostic, dans tous les cas où ces épreuves avaient été faites, ce qui nous permettra plus loin de comparer la valeur de ces méthodes à celle de la séro-réaction. Cette partie de notre tâche, qui consistait à rechercher les observations d'anciens malades, fut néanmoins une des plus difficiles et beaucoup de cas ont malheureusement dû être négligés à cause de l'impossibilité où nous étions de retrouver l'observation clinique de malades dont nous possédions pourtant le séro-diagnostic. Mais en ce qui concerne les cas récents, ceux que nous avions recueillis nous-même, en raison des précautions dont nous nous sommes entouré, tant à l'hôpital civil qu'à l'hôpital militaire, et de l'examen suivi que nous avons fait des malades sous le contrôle des chefs de service, ils présentent le maximum de certitude sous ce rapport.

Voici maintenant l'ordre et les divisions adoptés pour nos tableaux d'observation :

Tableau I. — Épanchements articulaires sûrement tuberculeux.
— II. — Épanchements articulaires douteux.
— III. — Épanchements articulaires sûrement non tuberculeux.
— IV. — Épanchements divers.
— V. — Hydrocèles tuberculeuses et douteuses.

NOMS DES MALADES	DIAGNOSTIC CLINIQUE	CYTOLOGIE	INOCULATION	SÉRO DIAGNOSTIC Sang	SÉRO DIAGNOSTIC Liquide	DATE du séro	ÉVOLUTION — REMARQUES

Tableau I

Épanchements sûrement tuberculeux.

NOMS DES MALADES	DIAGNOSTIC CLINIQUE	CYTOLOGIE	INOCULATION	SÉRO DIAGNOSTIC Sang	SÉRO DIAGNOSTIC Liquide	DATE du séro	ÉVOLUTION — REMARQUES
1 ? Dr Bort : envoi.	Hydarthose tuberculeuse.	»	+	»	— 5	18/5 1900	Cliniquement forme bénigne.
2 Rom... H., 22 ans. Serv. Bérard.	Hydropisie tuberculeuse.	»	»	»	± 3 — 5	18/1 1906	Ponction du 2/1 1906. Sommet droit suspect.
3 Bond... J., H. Serv. Gangolphe.	Hydarthrose tuberculeuse.	»	—	»	— 3	23/1 1901	
4 Lass..., 25 ans. F. Serv. Villard.	Arthrite tuber. genou gauche.	»	—	»	— 3	21/4 1906	Liquide limpide. Le 28/6 1906, résection du genou. Morte de méningite le 27/9 1906.
5 Foug... Jul., 4 ans. F. Serv. Nové-Jos.	Hydarthrose des deux genoux.	»	»	»	— 3	10/4 1907	Spina ventosa. Mal de Pott. Amélioration. Ponction du genou gauche le 4/2 1907. Liquide blanc sirupeux.
6 Comb... J., 5 ans. H. Bérard : Charité.	Épanchement articulaire nettement tuberculeux.	formule mixte	— (2 séries)	»	— 3	13/2 1904	Sorti 15/4 1904 pour Longchêne.
7 Tim... B. F. Serv. Gangolphe.	Hydarthrose tuberculeuse du genou.	»	—	»	— 3	1/5 1905	Amaigrissement. Perte d'appétit. Quatre ponctions successives du genou. Pas d'atrophie musculaire. Le séro-diagnostic sanguin du cobaye inoculé fut + 10 le 18/8 1905. Revue le 9/11 1907. Polyarthrite bacillaire chronique d'emblée (Gangolphe). Pas de ganglions. N'a jamais eu de fièvre. Épaississement fongueux des culs-de-sac donnant la signature de la tuberculose.
8 Huil. Serv. Jaboulay.	Liquide arthrite tuberculeuse... 1re ponction.	poly. prédom.	—	»	± 3 — 5	5/5 1904	
	2e ponction.	85 poly.	»	»	+ 3 + 5	24/5 1904	
9 Cot... M. F. Serv. Gangolphe.	Liquide tuberculeux du genou.	»	1 douteux 1 +	»	+ 3 $\overset{+}{+}$ 5	28/4 1904	
10 Ver... M, 22 ans. H. Desgenettes.	Épanchement tuberculeux des deux genoux... Genou G.	»	»	— 3	+ 3 $\overset{+}{+}$ 5	8/11 1905	Début par ostéo-arthrite tuberculeuse du cou-de-pied. Nombreux abcès froids sur toute la surface du corps. Pleurésie. Très mauvais pronostic clinique. Température élevée. Mort 6 mois après.
11	Genou D.	»	»	»	+ 3 + 5	8/11 1905	
12 Roz... F., 14 ans. H. Serv. Bérard.	Hydarthrose double tuberculeuse... Genou chronique.	»	—	+ 15	+ 3 + 5	9/11 1904	
13	Genou aigu.	»	»	»	± 3 — 5	9/11 1904	
14 ? Serv. Ollier.	Arthrite du genou (chirurgicalement tuberculeuse.	»	»	»	+ 5	9/7 1898	Liquide clair avec caillots grisâtres abondants.
15 Couil... A, 17 ans. H. Service Tixier.	Arthrite séreuse tuberculeuse.	»	»	»	+ 3 + 5	23/3 1906	Ponction du 13/3 1906. Liquide limpide avec forts dépôts blanchâtres. Amputation de la cuisse gauche au tiers moyen le 20/4 1906.
16 Lam... Ed., 22 ans. H. Desgenettes.	Hydarthose tuberculeuse.	formule mixte	»	»	+ 3 + 5	18/7 1907	Liquide citrin-jaune clair. Début il y a 8 mois après léger traumatisme. Sommets indurés. Amélioration. Sort le 11/5. Épanchement résorbé.
17 Verd... G., 25 ans. H. Dr Soriat.	Hydarthrose tuberculeuse. genou gauche.	»	»	»	+ 3 + 5 ± 10	18/7 1907	Père mort de tuberculose. Mère ayant une laryngite chronique. Personnellement, bronchite du sommet droit depuis 2 ans. Pas de température.
18 Desch... R., 21 ans. H. Desgenettes.	Hydarthose tuberculeuse, genou gauche.	lympho.	»	»	+ 3 + 5 — 10	18/7 1907	Liquide clair, séreux. Arthrite bacillaire cliniquement, malgré un traumatisme. Réformé.
19 Brug... J. 31 ans. H.	Arthrite tuberculeuse, genou gauche.	»	2 cob. +	»	+ 5	23/4 1901	Le 23/4. ouverture de l'articulation au-dessous du condyle interne du fémur où la collection liquide est la plus volumineuse. Liquide louche avec flocons blanchâtres et fausses membranes. Le 13/6, le malade sort pour aller à la campagne.
20 Viv... P., 22 ans. H. Th. Géniaux.		formule mixte	1 cob. —	+ 10 ± 15	+ 5 ± 10	6/3 1902	Réformé pour tuberculose.
21 Aub... J.-M. H. Serv. Gangolphe et Bérard.	Hydarthrose tuberculeuse double (genoux). 1re ponction.	»	1 cob. —	»	+ 5	17/1 1906	Le 23/2 1906, on enlève les gouttières. Les deux genoux sont secs. On pense que l'hydarthrose récidivera probablement. Absence complète de douleurs osseuses et d'empâtement des culs-de-sac synoviaux.
	2e ponction.	»	»	»	$\overset{+}{+}$ 5 ± 10	7/2 1906	
22 Brus... G., 18 ans. H. Serv. Gangolphe.	Arthrite tuberculeuse.	»	»	»	+ 5 ± 15	4/10 1906	
23 Bon... B., 24 ans. F. Serv. Vallas.	Synovite de la gaine des extenseurs de la main.	»	1 cob. — 1 cob. +	»	+ 10	6/3 1900	Il y a 3 ans, cette malade a eu une résection du coude pour tumeur blanche. Le 24/4, résection de la synoviale. La malade part guérie.
24 Moun... J., 36 ans. H. Serv. Vallas.	Tumeur blanche du genou. — Fongosités.	»	»	»	+ 10	25/1 1902	Craquements au sommet du poumon gauche. État général mauvais à l'entrée. Le 9/2 1902, plâtre. Revient en mars : jambe ankylosée en demi-flexion. Le malade marche bien.
25 Gull... J., 47 ans. H. Serv. Bérard.	Tumeur blanche du genou.	»	»	»	+ 10	23/3 1906	Le 12/9 1906, amputation de la cuisse.

NOMS DES MALADES	DIAGNOSTIC CLINIQUE	CYTOLOGIE	INOCULATION	SÉRO-DIAGNOSTIC		DATE du séro	ÉVOLUTION — REMARQUES
				Sang	Liquide		
26. Br.. Hél., 8 ans. F. Serv. Nové-Joss.	Ostéo-arthrite tuberculeuse du coude.	gl. de pus	2 cob. +	»	+ 10	29/5 1903	Liquide purulent. Le 11/2 1905, retour de Gien. Guérie. A pris 5 kilos. Toutes ses lésions bacillaires sont cicatrisées.
27 Fr... B., 9 ans. F. Serv. Nové-Joss.	Ostéo-arthrite tuberculeuse du coude.	»	»	»	+ 10	11/2 1903	6 mois après, retour de Gien, cicatrisation complète.
28 Luc... E., 23 ans. H. Desgenettes.	Tumeur blanche du cou-de-pied droit.	gl. de pus	+	»	+ 10	4/10 1903	Tuberculose cutanée remontant au tiers supérieur de la jambe. Refuse astragalectomie en avril et le 11/7, on désarticule le genou.
29 Aue... Phil., 17 ans. F. Serv. Tixier.	Hydarthrose tuberculeuse du genou.	»	»	»	+ 10	4/4 1906	D'abord plâtre. Puis le 30/3 1906, ponction du genou. Liquide huileux, filant, clair. Glycérine iodoformée. Plâtre. Part sans appareil pour aller passer l'été à la campagne.
30 Bor... G., 66 ans. F. Service Villard.	Tumeur blanche du genou droit.	gl. de pus	»	+ 10 + 15	+ 10	»	Signes de tuberculose fibreuse aux deux sommets pulmonaires. Plâtre. Puis amputation au début d'octobre 1907.
31 Delb... R., 22 ans. H. Desgenettes.	Pseudo-rhumatisme tuberculeux.	formule mixte	»	+ 10	+ 10 ± 15	10/4 1907	Bronchite suspecte du sommet gauche. Sort guéri.
32 Tey..., 28 ans. H. Serv. Gangolphe.	Hydarthrose tuberculeuse.	76 poly.	»	»	+ 10	7/9 1907	Début il y a 20 jours sans traumatisme. Température 37°5. Pas d'antécédents. Sort guéri.
33 Mart... L., 19 ans. H. Serv. Gangolphe.	Hydarthrose tuberculeuse.	»	»	+ 15	+ 15	25/1 1907	Début par un traumatisme. Sérosité jaune d'or limpide et non sirupeuse avec gros caillots fibrineux rouges. Ponction du 10/1 1906. Plâtre. Guéri.
34 Ju... F., 22 ans. H. Serv. Jaboulay.	Synovite tendineuse du poignet à grains riziformes.	»	»	»	+ 15	10/4 1907	Liquide séro-hématique. Ablation de la synoviale épaissie. Guéri.
35 Gam... P., H. Serv. Nové-Joss.	Arthrite tuberculeuse du genou.	»	—	»	+ 15	18/7 1904	Le 13/10 1904, plâtre enlevé. Guérison.
36 Bost..., 21 ans. H. Serv. Desgenettes.	Hydarthrose tuberculeuse.	»	»	»	+ 15	10/4 1907	Début par un traumatisme. Actuellement, cinq points osseux douloureux à la pression. Liquide sirupeux, brun, concentré (mal bouché). Guérison. 1 mois de convalescence.
37 Verg..., 26 ans. H. Serv. Gangolphe.	Rhumatisme tuberculeux :						Manœuvre. Pas d'antécédents. Il y a 13 ans, le malade s'aperçut qu'il avait, à la partie postéro-interne et inférieure du genou gauche une petite tumeur fluctuante. Il la garda 4 ans sans traitement, puis elle disparut. 7 ans après, la tumeur reparut et le genou gauche enfla. 1 an après, le genou droit gonfla aussi. En plus, en juillet 1907, la cheville gauche commença à le faire souffrir. Actuellement, 26/10 1907, la plupart des articulations du malade sont tuméfiées, blanches, et ces nombreuses arthrites semblent vouloir évoluer vers la forme fongueuse. L'état général baisse. Fièvre constante.
38	Ponction du 22/2 1907. { Genou D	»	»	»	+ 10	22/2 1907	
	Genou G.	»	»	»	+ 5		
	Ponction du 3/3 1907. { Genou D.	»	»	+ 5 + 10	+ 15	3/3 1907	
	Genou G.	»	»	»	+ 15		
	Ponction du 28/8 1907. Genou D.	98 poly.	»	»	+ 3	7/11 1907	
39 Becq..., 41 ans. Serv. Vallas.	Tumeur blanche du genou au début.	82 poly.	»	»	± 3 ± 5 + 10 + 15	26/10 1907	Traumatisme du genou un an avant. Puis pleurésie tuberculeuse. Puis spino-ventosa du médius. Et, actuellement, tumeur blanche, forme synoviale. Plâtre.

TABLEAU II

Épanchements douteux.

1 Lath..., 15 ans. H. Serv. Vallas.	Arthrite de voisinage ?	»	»	»	+ 10 + 20	18/10 1898	Entré 13/7. Sortie 4/12. Ostéomyélite du tibia des deux membres. Nombreux trajets fistuleux suppurants. Incision. Trépanation. Drainage. Arthrite ?
2 Den.. P., 21 ans. H. St-Augustin.	Hydarthrose de rhumatisme chronique, peut-être tuberculeuse.	»	»	»	— 5	9/7 1898	Entré 18/5 1898. Part en bon état. Cependant, il persiste de l'hydarthrose au genou gauche.
3 Conv... E., H. Serv. Gangolphe.	Hydarthrose du genou, probablement tuberculeuse.	»	»	»	+ 5 ± 10	6/1 1900	Le 4/10, ponction du cul-de-sac supérieur. Issue de 150 grammes de liquide jaunâtre purulent.
4 Fav... C., 58 ans. Serv. Jaboulay.	Arthrite septique consécutive à une plaie de jambe.	»	»	»	+ 3 + 5 — 10	18/7 1907	Cause d'erreur : Liquide hématique et sang probablement agglutinant car le malade avait des adénites cervicales très suspectes.

NOMS DES MALADES	DIAGNOSTIC CLINIQUE	CYTOLOGIE	INOCULATION	SÉRO-DIAGNOSTIC		DATE du séro	ÉVOLUTION – REMARQUES
				Sang	Liquide		

TABLEAU III

Épanchements non tuberculeux.

NOMS DES MALADES	DIAGNOSTIC CLINIQUE	CYTOLOGIE	INOCULATION	Sang	Liquide	DATE du séro	ÉVOLUTION – REMARQUES
6 Mag..., 23 ans. H. Th. Géniaux.	Rhumatisme articulaire aigu	82 poly.	»	»	— 3	28/2 1902	Ponction du 31/1 1902.
2 Borr..., 22 ans. H Th. Géniaux.	Rhumatisme articul. aigu, compliqué de pleuro-péricardite,	75 poly.	»	»	— 3	6/3 1902	Ponction du 2/3 1902.
3 Fus... Antiquaille.	Hydarthrose blennorrhagique.	»	—	»	— 3	23/4 1898	Liquide genou très sirupeux, un peu sanglant.
4 ? Serv. Tixier.	Hémarthrose (d'origine traumatique).	»	—	»	— 5	20/2 1898	
5 Bess... X., 31 ans. H. Serv. Vallas.	Arthrite infectieuse.	»	2 cob. —	»	— 3	21/12 1901	Lymphangite du pied droit. Le malade s'est fait, au-dessous de la malléole externe, une écorchure qui s'est infectée. Arthrite du genou consécutive. Ouverture.
6 Puv... L. Serv. Jaboulay.	Arthrite gonococcique.	»	»	»	— 3	7/9 1901	
7 Est... H., 7 ans. H. Serv. Nové-Joss.	Liquide séreux articulaire. Arthrite post-ostéomyélite du tibia.	»	»	»	— 3	8/2 1906	
8 Mét... Cl. F. Charité.	Arthrite suppurée du genou.	pneumocoq.	»	»	— 3	26/9 1902	
9 H... H., 26 ans. H. Personnelle.	Épanchement syphilitique du genou gauche.	crachats +	»	± 3	— 3	18/10 1907	Hydarthrose guérie par le traitement Hg. en 12 jours, chez un tuberculeux (ramollissement des deux sommets, bacilles de Koch dans les crachats). Syphilis en janvier 1907. Ponction du genou en août 1907. Mort en octobre 1907.
10 Fon..., 22 ans. H. Th. Géniaux.	Rhumatisme articulaire aigu généralisé.	78 poly.	—	± 5	— 3	»	
11 Lac..., 21 ans. Th. Géniaux.	Rhumatisme articulaire aigu.	74 poly.	»	— 3	— 3	28/2 1902	Ponction du 5/2 1902.
12 Ren... Al., 21 ans. H. Desgenettes.	Arthrite aiguë purulente genou gauche.	»	»	— 3	— 3	11/6 1907	Opération. Drainage d'une collection sous le vaste interne.
13 Put... F., 62 ans. H. Serv. Jaboulay.	Arthrite infectieuse consécutive à des plaies de jambe.	»	»	— 5	— 3 + 3 ± 5	20/5 1907 4/6 1907	1re ponction. 2e ponction.
14 Guic... P., 48 ans. H. Serv. Nicolas.	Rhumatisme psoriasique. Psoriasis rupoïde à évolution rapide.	80 poly. 10 gds mono. 10 lympho.	— cob. mort en 5 h. de périt. av. faus^{ses} memb^{ranes}	+ 10	— 5	7/6 1908	
15 Chal... L., 22 ans. H. Th. Géniaux.	Rhumatisme articulaire aigu.	74 poly.	—	+ 10	— 1	18/5 1902	Liquide sanglant du 15/5 1902.
16 Gau... P., 22 ans. H. Th. Géniaux.	Rhumatisme articulaire aigu.	50 poly.	»	+ 10	— 3	28/2 1902	Ponction du 31/1 1902. Réformé.
17 Delp... J., 23 ans. H. Desgenettes.	Hydarthrose syphilitique genou gauche.	formule mixte	»	+ 10	— 3	7/5 1905	Sérosité claire. Syphilis secondaire. Hémiplégie gauche. Père mort de tuberculose pulmonaire.
18 Vau... Ch., 22 ans. H. Th. Géniaux.	Rhumatisme articulaire aigu généralisé.	76 poly.	»	+ 5	— 3	11/5 1902	Sorti guéri.
19 Max..., 21 ans. H. Th. Géniaux.	Rhumatisme articulaire post-plaie de la jambe.	82 poly.	—	+ 5	± 5	3/5 1902	
20 Pr... L. Serv. Tixier.	Arthrite blennorrhagique.	»	»	+ 5	— 3	23/1 1907	Ponction 10/1 1907. Liquide jaune limpide, flocons fibrineux, pas sirupeux. Sommet suspect.
21 Pic... E., 23 ans. H. Serv. Jaboulay.	Corps étranger articulaire.	»	»	+ 3 ± 5	— 3	7/6 1907	Extraction et guérison.
22 Fo... Cat., 38 ans. F. Serv. Gangolphe.	Arthrite infectieuse du genou de nature inconnue. Phlébite.	»	»	+ 3 ± 5	— 3	»	
23 Bon. Ach., 21 ans. H. Th. Géniaux.	Rhumatisme articulaire aigu généralisé, post-grippal.	85 poly.	—	+ 3	+ 1	17/4 1902	Ponction le 21/1 1902. Rentré au corps.

TABLEAU IV

Épanchements tuberculeux divers.

NOMS DES MALADES	DIAGNOSTIC CLINIQUE	CYTOLOGIE	INOCULATION	Sang	Liquide	DATE du séro	ÉVOLUTION – REMARQUES
1 ? Serv. Nové-Joss.	Liquide purulent d'ostéite tuberculeuse.	gl. de pus	1 cob. — 1 cob. +	»	+ 5	22/11 1901	
2 ? Serv. Rollet.	Pus venant d'un abcès para-articulaire du genou.	bac. de Koch	+	»	+ 5	29/9 1902	

NOMS DES MALADES	DIAGNOSTIC CLINIQUE	CYTOLOGIE	INOCULATION	SÉRO-DIAGNOSTIC		DATE du séro	ÉVOLUTION — REMARQUES
				Sang	Liquide		
3 Gay..., 8 ans. II. Serv. Nové-Joss.	Liquide d'abcès pottique.	»	»	»	+5 ± 10	1/1 1907	Liquide clair, séreux. Pronostic clinique très bon.
4 Thil... B., adulte. II. Serv. Gangolphe.	Abcès iliaque d'origine pottique.	gl. de pus	»	»	+ 10	7/7 1907	Pronostic clinique assez bon.
5 Ay... A., 22 ans. II. Desgenettes.	Epanchement séro-hématique traumatique prérotulien.	»	»	»	+ 10 + 15	18/7 1907	Cause d'erreur : liquide séreux mélangé au sang qui devait être positif, car sommets pulmonaires indurés.

Tableau V

Hydrocèles tuberculeuses et douteuses.

NOMS DES MALADES	DIAGNOSTIC CLINIQUE	CYTOLOGIE	INOCULATION	Sang	Liquide	DATE du séro	ÉVOLUTION — REMARQUES
1 ? Th. Feitu.	Hydrocèle symptomatique.	»	»	»	+ 5	nov. 1900	
2 ? Th. Feitu.	Hydrocèle symptomatique.	»	+	»	+ 5	nov. 1900	
3 Viar..., 25 ans. Serv. Polosson.	Hydrocèle symptomatique.	»	+	»	+ 10	9/10 1905	1 cob. inoculé le 11/6 1906. Mort le 21/10 très tuberculeux.
4 Roc... P., 39 ans. Antiquaille.	Hydrocèle symptomatique.	Mono.	»	»	+ 5	7/6 1907	Testicule tuberculeux. Castration, il y a 4 ans, pour orchite tuberculeuse. Fistule bacillaire d'origine costale. Laryngite probablement tuberculeuse depuis 3 mois. Depuis quelques mois, augmentation de volume du testicule gauche. Opération. Gros noyaux épidim.
5 Pil... J.	Hydrocèle symptomatique.	»	»	0	+ 5	25/1 1907	
6 Gui... P. Serv. Gangolphe.	Hydrocèle probablement tuberculeuse.	»	»	+ 3 + 5	$\pm$ 3 ± 5	23/12 1901	Cas douteux.
7 ? Th. Feitu.	Hydrocèle probablement tuberculeuse.	»	»	»	0	nov. 1900	Cas douteux.

Nos observations se rapportent donc à des arthrites, des hydrocèles, des kystes et des épanchements divers. Voyons séparément chacun de ces groupes.

I. — Arthrites.

a) *Comparaison du séro-diagnostic avec l'inoculation et la cytologie.* — Voici, d'ailleurs, un tableau de notre statistique, portant exactement sur 66 cas :

	Épanchements sûrement tuberculeux	Épanchements douteux	Épanchements sûrement non tuberculeux
	—	—	—
+	30	3	0
—		1	24

La comparaison de ce tableau avec un tableau analogue fait pour l'inoculation, dans les cas où elle a été faite, c'est-à-dire dans 23 cas, nous montre immédiatement la supériorité du séro-diagnostic :

	Epanchements sûrement tuberculeux	Épanchements douteux	Épanchements sûrement non tuberculeux
	—	—	—
+	6 { dont 2 + pour un cobaye seulement sur 2 cob. inoculés.	0	0
—	8	1	8

La comparaison avec le cyto-diagnostic serait plus favorable encore à la séro-réaction. Mais notre statistique ne porte pas sur un assez grand nombre de cas, puisqu'il n'y en a que 20 où les résultats de la cytologie sont portés. Disons cependant que sur 9 cas sûrement tuberculeux, il y en eut 4 à formule mixte, 4 à polynucléaires et une seule à lymphocytes :

	Épanchements sûrement tuberculeux	Épanchements douteux	Épanchements sûrement non tuberculeux
	—	—	—
+	5 { 1 fois très nette / 4 fois formule mixte	0	0
—	4	0	11

b) *Statistique.* — Parmi les 66 observations d'épanchements articulaires que nous avons ainsi pu réunir, nous voyons qu'il y a d'une part :

38 cas où le diagnostic clinique de tuberculose étant certain, le cyto-diagnostic et l'inoculation au cobaye souvent positifs, le séro-diagnostic tuberculeux local a été :

a) Positif . . 30 fois.
b) Négatif . 8 fois.

D'autre part :

24 cas, cliniquement non tuberculeux, c'est-à-dire syphilitiques, blennorrhagiques, traumatiques, etc., où le séro-diagnostic a été au contraire négatif, et enfin :

4 cas seulement dits douteux, quoique cependant probablement tuberculeux, dont le séro-diagnostic fut :

a) Positif . . 3 fois.
b) Négatif . . 1 fois.

Ce qui fait à peu près la même proportion que pour les cas sûrement tuberculeux.

Ainsi donc, en ne tenant compte que des 38 observations concernant les cas tuberculeux, nous voyons en somme que la séro-réaction locale est une excellente méthode pour diagnostiquer la nature des épanchements articulaires, puisqu'elle donne des résultats exacts dans 80 °/₀ des cas, l'inoculation n'en ayant donné au contraire que 42 °/₀ pour les mêmes cas, et la cytologie encore moins.

Pour les 20 autres cas pour 100, où l'absence de séro-réaction locale a été constatée, cette absence peut s'expliquer, toujours d'après nos tableaux :

a) Pour 1/3 des cas, par le jeune âge du sujet.

b) Pour un autre 1/3, par de mauvaises conditions ou des fautes dans l'opération (en effet, l'opération répétée deux fois avec le même liquide donne quelque fois des résultats un peu différents ; une réaction faite dans le laboratoire, en laissant les tubes à la température ordinaire, peut paraître différente si l'on porte ces tubes à l'étuve pendant quelques instants ; un liquide recueilli trop tôt sur un malade peut donner un résultat négatif alors que ce résultat serait au contraire positif avec le même liquide recueilli quelques jours plus tard.

c) Et pour le dernier tiers, sans doute, par un mauvais pronostic, ce dont malheureusement, nous n'avons pu faire la preuve pour nos cas.

En général, il convient pour ces cas négatifs de répéter plusieurs fois la séro-réaction, soit avec le même liquide, soit avec le liquide d'une deuxième ponction plus tardive, ou encore d'inoculer un cobaye avec ce liquide à séro-réaction négative et de rechercher ensuite le pouvoir agglutinant sanguin de ce cobaye, pouvoir qui pourra se trouver positif sans que le cobaye présente cependant de lésions tuberculeuses révélables par l'autopsie (ex. obs. 5, t. 1).

II. — **Hydrocèles.**

Voici maintenant les résultats obtenus par l'étude de 27 hydrocèles, dont 7 seulement étaient symptomatiques (voir tableau V de nos observations). Ce nombre de cas tuberculeux nous a paru trop faible pour nous permettre de baser sur lui une statistique exacte ; notons cependant que sur ces 27 cas, les 7 qui étaient symptomatiques ou, pour deux d'entre eux, très probablement symptomatiques, ont agglutiné à 1/5 au moins, sauf l'une des deux douteuses. Les 20 autres cas, qui étaient des hydrocèles syphilitiques ou des hydrocèles simples, n'ont pas agglutiné du tout, bien que le sang des malades eût été positif dans plusieurs cas. Nous verrons, dans le prochain chapitre, ce que l'on peut conclure de ce fait. Le tableau suivant, analogue à celui que nous avons donné plus haut pour les épanchements articulaires, contient les résultats de nos recherches sur ces liquides de la vaginale :

	Hydrocèles symptomatiques	Hydrocèles prob[t] sympt.	Hydrocèles simples
+	5	1	0
—	0	1	20

Nous avons encore eu, au cours de nos différentes recherches, l'occasion de rencontrer et d'étudier, au point de vue du séro-diagnostic local, les liquides de quelques kystes synoviaux et de quelques abcès froids tuberculeux, dont nous possédons les fiches d'observation et pour lesquels les résultats de l'agglutination nous ont paru assez intéressants pour être notés ici, bien que cela soit un peu en dehors de notre sujet. Ces résultats sont les suivants :

III. — **Kystes.**

Pour les kystes (1) nous avons examiné les liquides de 5 kystes du genou : 4 sûrement tuberculeux (dont 1 chez le n° 37 du tableau I) agglutinèrent à + 5 ou + 10 Le cinquième, quoique probablement tuberculeux, n'agglutina pas du tout.

---

(1) Astier. — Pathogénie des kystes poplités. — Th. Lyon, 1904.

IV. — **Épanchements divers.**

Pour les collections froides tuberculeuses (voir tableau IV de nos observations), sur 5 cas, 4 tuberculeux sont positifs, et le cinquième, quoique d'origine traumatique, est égalemant positif, mais il présente une valeur beaucoup moindre, étant donnée la cause d'erreur due au mélange de sang avec la sérosité (il s'agit en effet d'un épanchement séro-hématique).

CHAPITRE IV

Discussion des faits. Utilité du séro-diagnostic tuberculeux des épanchements articulaires. Appendice pour les épanchements divers, kystes et hydrocèles. Essai de séro-pronostic des arthrites.

I. — Épanchements articulaires.

On peut voir, par l'étude attentive des observations précédentes et de la statistique basée sur celles-ci, que le séro-diagnostic tuberculeux local des épanchements articulaires, sans être d'une valeur absolue (et il fallait s'y attendre d'avance, en raison des causes d'erreur dépendant non seulement du liquide lui-même, mais encore des difficultés pratiques de la technique du séro-diagnostic et des fautes de celui qui l'emploie) est néanmoins une excellente méthode. Déjà, en 1898, après l'étude de quelques liquides tuberculeux, dans la *Presse médicale* du 11 juin, M. P. Courmont émettait les prévisions suivantes sur le séro-diagnostic local des tuberculoses locales : « Ces premiers résultats ne laissent pas que d'être encourageants. Ils démontrent surtout les faits suivants :

« 1° Absence à peu près constante de pouvoir bactéricide et agglutinant des épanchements non tuberculeux ;

« 2° Pouvoir bactéricide et agglutinant à peu près constant des sérosités des tuberculoses locales, souvent plus développé que celui du sang de la circulation générale.

« Ces faits font espérer qu'on pourra, pour le diagnostic de la tuberculose des séreuses, substituer aux procédés infructueux ou difficiles de recherche ou d'inoculation du bacille de Koch de ces épanchements, la méthode du séro-diagnostic des épanchements tuberculeux. »

Ces idées se trouvent pleinement justifiées par les résultats que nous avons obtenus ; le séro-diagnostic local des épanchements articulaires est certainement un procédé sérieux, plus précis que le cyto-diagnostic, aussi sûr et, en même temps, beaucoup plus facile, plus rapide, plus souvent positif que l'inoculation, et, par conséquent, supérieur à celle-ci. Il ne s'agit d'ailleurs pas ici de montrer la supériorité de l'une ou l'autre de ces méthodes sœurs, toutes trois ont leur utilité propre dans certains cas ; c'est ainsi que le cyto-diagnostic est certainement la méthode de choix pour les épanchements méningés, car le liquide céphalo-rachidien ne donne jamais la réaction agglutinante, quelque certaine que fût la nature tuberculeuse de la méningite. C'est encore une bonne méthode, quoique déjà inférieure au séro-diagnostic, dans les pleurésies (Widal et Ravaut) (1).

(1) Widal et Ravaut. — « Recherches sur l'agglutination du bacille de Koch et le cyto-diagnostic dans 24 cas d'épanchements séro-fibrineux de la plèvre. (*Congrès de la tuberculose*. Londres, 1901.

(P. Courmont) (1). C'est enfin une méthode sans intérêt pratique dans les arthrites (voir notre statistique du chapitre III).

Ces trois moyens : cytologie, inoculation, séro-diagnostic, doivent donc, au lieu de chercher à se substituer l'un à l'autre, s'unir et se compléter réciproquement pour concourir au même but. Il s'agit seulement d'éclairer le clinicien sur la valeur respective de chacun de ces moyens dans chaque cas particulier, c'est ce que nous avons fait de notre mieux pour les arthrites. Le séro-diagnostic nous a donné, nous l'avons vu, dans quatre-vingts cas sur cent, des renseignements en parfait accord avec les autres symptômes. Y en aurait-il un seul autre parmi tous ces derniers qui pût être aussi constant? Les liquides non tuberculeux, en effet, n'agglutinent pas, et nous croyons d'autre part que, si les liquides tuberculeux ne sont pas tous agglutinants, cela tient, soit aux causes d'erreur ordinaires de la méthode, soit, pour les épanchements articulaires en particulier, à une prise de liquide faite à un mauvais moment, généralement trop vite après le début de l'affection, c'est-à-dire avant que la séreuse ait le temps de réagir et de sécréter des agglutinines (voir cas de Verg..., n° 37, tableau I), ou encore à ce fait que la sécrétion n'est plus normale, mais au contraire troublée par les restes d'un processus morbide antérieur ou l'allure trop rapide du processus actuel (n° 12, tabl. I).

Cette constance de la réaction agglutinante n'a

(1) P. Courmont. — « Résultats comparés du cyto-diagnostic et du séro-diagnostic tuberculeux des épanchements des séreuses. » (Soc. méd. des hôp. de Lyon, 14 mars 1902.)

d'ailleurs rien qui puisse nous étonner ; elle confirme entièrement les hypothèses de M. P. Courmont, qui dans un compte rendu à la Société médicale des hôpitaux de Lyon, en mars 1902, disait déjà, en parlant du séro-diagnostic local des épanchements séreux : « Le séro-diagnostic local de la méningite tuberculeuse est donc impossible. Cette absence d'agglutination doit être attribuée selon nous à la nature spéciale du liquide qui est limpide, bien différent du liquide verdâtre, fibrineux des pleurésies et à ce fait qu'il s'agit toujours de granulie méningée, c'est-à-dire de formes mortelles, où le liquide pleural lui-même n'est que peu ou pas agglutinant. Peut-être si la méningite tuberculeuse pouvait passer à l'état chronique, ce pouvoir agglutinant se développerait-il ? Pour les épanchements autres que les pleurésies, ajoutait M. P. Courmont, ils ont été beaucoup moins étudiés au double point de vue agglutination et cytologie. Jusqu'ici les résultats sont certainement moins nets et moins probants que ceux des pleurésies séro-fibrineuses. Il faudra un grand nombre d'observations pour conclure. »

Or l'étude que nous avons faite des épanchements articulaires, où les conditions paraissaient d'ailleurs, *à priori*, on ne peut plus favorables au succès de l'agglutination, est venue en effet nous montrer le bien fondé de ces hypothèses : liquide verdâtre et fibrineux, marche chronique de l'affection, avec pronostic rarement très sombre, puisqu'on sait que les tuberculoses articulaires

(1) Arloing. — *Leçons sur la tuberculose*, recueillies par J. Courmont, 1892, page 157.

(2) P. Courmont. — « De la virulence des tuberculoses articulaires. » *Province médicale*, 21 octobre 1899.

sont en général causées par un virus atténué, n'infectant pas le lapin (1-2). Telles étaient les raisons qui nous faisaient attendre de la séro-réaction locale un bon moyen de diagnostic pour les épanchements articulaires. Le succès a même dépassé toutes nos espérances ; mais il faudrait bien se garder de croire que les résultats étaient certains à l'avance. « Il restait toujours fort douteux, étant donné surtout le degré relativement peu élevé du pouvoir agglutinant du sérum sanguin des tuberculeux, que les épanchements tuberculeux des séreuses possédassent une propriété agglutinante applicable au diagnostic de l'affection » (P. Courmont) (1). Il fallait donc, pour que l'on pût conclure à l'efficacité du séro-diagnostic local des arthrites, faire une étude spéciale de leurs épanchements, et ne pas leur appliquer d'emblée les lois déjà démontrées pour les liquides pleuraux. « Il est en effet curieux, disait encore M. P. Courmont, dans la même note que précédemment, de noter cette spécificité de chaque séreuse au point de vue des réactions humorales ou cellulaires ; chaque séreuse réagit à sa façon ; au point de vue, par exemple de la réaction agglutinante, les réactions pleurales présentent une constance remarquable qu'on ne retrouve plus au même degré pour le péritoine, les méninges, etc.

On voit combien il faut se garder de généraliser hâtivement et d'appliquer aux affections d'une séreuse les moyens diagnostiques qui conviennent pour les autres. » D'autres faits, déjà remarqués par M. P. Courmont dans

(1) P. Courmont. — 14 mars 1902. Société médicale des hôpitaux de Lyon. Résultats comparés du cyto-diagnostic et du séro-diagnostic tuberculeux des épanchements des séreuses.

ses importants travaux sur le séro-diagnostic ou le séro-pronostic en général et qui ont trait à la formation et à la répartition de la substance agglutinante dans l'organisme, se dégagent également de notre étude : la substance agglutinante, l'agglutinine, qui paraît se trouver au maximum dans le sang (Arloing et P. Courmont), peut cependant se présenter à un taux très différent dans le sérum sanguin, le plasma circulant et dans les divers exsudats.

Le tableau suivant, établi d'après nos observations, fait ressortir ces différences :

Sang + agglutinant..........................	11 fois.	23 cas.
Sang — —	3 —	
Sang également agglutinant............	9 —	

Le siège du pouvoir agglutinant d'un exsudat est donc parfois supérieur à celui du sérum (ex. n°s 20, 30 et 37, tableau I). Le séro-diagnostic général peut même être négatif, le séro-diagnostic local étant positif, sans que l'on puisse s'expliquer exactement les raisons de telles différences. C'est qu'au fond, on ne sait rien de précis concernant l'origine de cette substance agglutinante, origine que l'on suppose pourtant être dans la moelle des os, les ganglions, la rate (P. Courmont, Deutsch).

On peut, il est vrai, faire assez d'hypothèses à ce sujet, ayant chacune sans doute, leur part de vérité. Ces variations du taux de l'agglutination dans les différentes régions de l'organisme dépendraient (1) :

(1) J. Nicolas et P. Courmont. — « Étude des principales propriétés naturelles ou acquises des humeurs de l'organisme, utilisées récemment dans le diagnostic et la thérapeutique des maladies microbiennes. » (Mémoire couronné par l'Université de Lyon. Prix Falcouz. Déposé le 30 avril 1898.)

1° Des conditions de filtration du plasma sanguin (ex. le liquide d'œdème). Rappelons à ce propos que, dans les méningites par exemple, le liquide céphalo-rachidien est hypertonique ($\Delta = -0,58$ à $-0,75$) par rapport au sérum sanguin ($-0,56$) condition défavorable aux échanges du second au premier, empêchant peut-être les substances agglutinantes du sang de passer dans le liquide méningitique. Dans la pleurésie, le Δ de l'exsudat et celui du sérum sont très voisins et ont des oscillations parallèles (Achard et Læper (1), Castaigne) dans les épanchements articulaires; enfin, toujours d'après Achard et Læper, il y a hypotonie ($\Delta = -0,46$ à $-0,53$) de ces liquides par rapport au sérum sanguin. C'est le contraire de ce que nous avons vu pour les méningites dont le liquide n'agglutine pas. Il n'y a que des différences minimes, en plus ou en moins, entre les sérosités venant d'arthrites aiguës ou chroniques. Le pus tuberculeux paraît de concentration moindre encore que les autres.

2° De l'activité spéciale fonctionnelle des cellules différenciées :

a) des séreuses, ce qui explique comment le séro-diagnostic local d'un épanchement articulaire peut être supérieur à celui du séro-diagnostic du sang et même être positif quand ce dernier est au contraire négatif. Le séro-diagnostic général ne révèle d'ailleurs que 76 °/₀ des cas de tuberculose ostéo-articulaire (thèse de

---

(1) Achard et Læper. — Sur la cryoscopie des épanchements pathologiques et ses rapports avec leur nature. (C. R. Soc. de Biol., Paris, 1901, p. 621.)

Clément) (1), puisque ce procédé nous met à l'abri de la cause d'erreur, qui dans la méthode précédente peut être due à la superposition d'autres lésions tuberculeuses, viscérales, par exemple, chez le sujet examiné. Nous les décelons au contraire jusqu'à 80 °/₀ par le séro diagnostic local et d'une façon beaucoup plus certaine.

b) des glandes à sécrétion externe qui éliminent la substance agglutinante.

c) de certaines glandes à sécrétion interne qui peuvent détruire ou transformer une grande quantité de celle-ci.

3° De l'action directe ou indirecte (sécrétion) du bacille spécifique.

Nous n'insisterons pas plus longtemps sur la valeur que peut avoir l'étude du pouvoir agglutinant des sérosités articulaires dans la confirmation de ces hypothèses sur l'origine du pouvoir agglutinant en général, car nous tenons à voir le plus tôt possible quelle est, au point de vue pratique, l'utilité de ce séro-diagnostic local.

Nous ne saurions mieux faire, pour mettre bien en évidence cette utilité, que de présenter ici une classification des épanchements articulaires, afin de montrer, déjà par le nombre et l'infinie variété de ceux-ci, combien leur diagnostic différentiel peut être parfois difficile, et afin d'en dégager les cas où l'emploi de la méthode du séro-diagnostic local se trouvera plus particulièrement indiquée. Nous avons divisé ces épanchements en trois grandes classes, qui sont :

(1) Clément. — « Contribution à l'étude du séro-diagnostic de la tuberculose. (Son application aux cas de tuberculose chirurgicale.) Th. de Lyon, 1906.

1° Les épanchements mécaniques :

a) Traumatismes.
b) Phlébites.
c) Œdèmes.
d) Compression, etc.

2° Les épanchements infectieux et toxiques :

a) Arthrites aiguës et chroniques.
b) Rhumatisme articulaire aigu ou chronique.
c) Rhumatisme goutteux.
d) Arthrites pyohémiques.
e) Pseudo-rhumatisme infectieux.
f) Arthrites s'observant dans des infections variées (fièvre purpérale, érysipèle, scarlatine, dysenterie, ostéomyélite, etc.
g) Blennorrhagie.
h) Syphilis.
i) Tuberculose.

3° Les épanchements trophiques :

a) Hémiplégie.
b) Syringomyélie.
c) Tabes.
d) Myélites.
e) Hystérie (Hydrops ariculorum intermittens de Moore), etc.

Nombreux sont certainement les cas où le diagnostic différentiel de ces épanchements sera très simple et où les renseignements d'un laboratoire à ce propos seraient superflus. Mais nombreux aussi sont les cas où le clinicien se trouvera embarrassé pour se prononcer sur la nature exacte d'un épanchement articulaire, ce diagnostic encore ne sera pas théoriquement impossible, comme dans certains cas d'hydarthrose dont l'étiologie est loin d'être bien définie. C'est sur ces cas difficiles que nous voulons d'abord insister. Rien n'est moins net, à l'heure actuelle, par exemple, malgré les nombreux et illustres travaux parus jusqu'ici à ce sujet, que la pathogénie du rhumatisme chronique déformant, au sujet duquel deux opinions au moins se disputent aujourd'hui la vérité : c'est, d'une part, celle de MM. Teissier, G. de Mussy, pour qui il y aurait un rhumatisme chronique déformant à part, étiologiquement, cliniquement et même anatomiquement distinct, et d'autre part, celle de M. Poncet et de son école, pour qui le mot rhumatisme chronique déformant devrait être rayé de la nosologie, puisqu'il ne correspond pas à une entité spéciale, mais seulement à une phase, la dernière, d'une infection (thèse de Barjon, Lyon, 1900). Il ne faut voir, pour eux, dans ces phènomènes nerveux à siège spécial, que l'aboutissant, la deuxième étape, dite névro-trophique, d'une maladie, laquelle est bien primitivement articulaire et le plus souvent tuberculeuse.

Au séro-diagnostic local de nous dire, dans les cas où l'affection aura débuté par des phénomènes articulaires subaigus avec épanchement, ou présentera encore tardivement un peu de liquide dans une articulation quelconque, (forme hydropique de l'arthrite sèche), ce qu'il fant penser de cette dernière hypothèse.

La question du pseudo-rhumatisme tuberculeux, à laquelle nous rattachons la précédente, est d'ailleurs elle-même à préciser. Elle l'est même à un point tel que M. Gangolphe (1) a pu dire que le mot de rhumatisme lui-même, et *a fortiori* celui de pseudo-rhumatisme, étaient des mots dangereux, pouvant prêter à la confusion. Il vaudrait mieux, pour cet auteur, dont la grande

(1) Gangolphe (M.). — Arthrite tuberculeuse, t. VIII du *Nouveau Traité de Chirurgie*. A. Le Dentu et P. Delbet. Paris, 1908. Baillière et fils.

compétence en matière de tuberculose articulaire ne saurait être mise en doute, avouer l'impossibilité où on est de catégoriser certaines arthrites.

Le séro-diagnostic local de l'épanchement servira au moins à diminuer, sinon à faire disparaître cette impossibilité.

Et dans les hydarthroses dites simples, ces hydropisies articulaires où la modification anatomique de l'articulation, si même elle existe, est si atténuée, que l'épanchement liquide paraît souvent constituer toute la lésion, l'étiologie est par conséquent toujours très difficile à déterminer. N'est-ce pas encore le séro-diagnostic local qui nous renseignera le mieux dans ces cas. Mais son rôle ne se bornera pas à coopérer ainsi à la solution de ces importants problèmes étiologiques. C'est ailleurs, c'est sur son utilité purement pratique, sur les indications qu'il peut fournir dans certains cas à la thérapeutique, que nous voulons le juger.

Un article de Wiart et Coutelas (1), dans la *Revue de la tuberculose* de 1905, sur les « Arhtopathies tuberculeuses », nous fait bien sentir le besoin impérieux de méthodes autres que celles fournies par la seule clinique pour les diagnostiquer : « Ces méthodes, disent ces auteurs, après avoir montré le grand nombre de ces arthropathies, reposent avant tout sur l'examen du contenu de l'articulation ; il faut avoir un liquide suspect à examiner et seules les formes hydarthrosantes pourront en bénéficier. » M. Bezançon conclut même après M. Poncet, « que l'inoculation de la

(1) Viart et Coutelas. — « Les arthropathies tuberculeuses. » (*Revue de la tuberculose*, 1905.)

sérosité articulaire dans le péritoine du cobaye reste la seule méthode pratique qui, dans ces conditions, permette de porter à bon droit le diagnostic tuberculeux ». Nous ne pouvions mieux faire que de citer des opinions aussi savantes, pour montrer la valeur de la séro-réaction; aussi sûre, d'après nos observations, que l'inoculation elle-même, elle a sur celle-ci l'avantage de donner des résultats dans un temps très court, ce qui présente parfois un grand intérêt pour le traitement du malade. Elle peut en outre répondre dans des cas où l'inoculation ne saurait nous renseigner : nous voulons parler ici de ces cas de pseudo-rhumatisme tuberculeux, décrits justement par M. Poncet lui-même, de ces manifestations d'apparence rhumatismale, mais d'origine tuberculeuse, tantôt primitives, tantôt secondaires, où l'inoculation du liquide épanché reste si souvent négative, que le savant professeur lyonnais a dû chercher l'interprétation de ce fait singulier : « Ces résultats négatifs, dit-il, ne prouvent rien contre la nature tuberculeuse de l'affection ; ils ne démontrent qu'un seul fait : l'insuffisance des bacilles comme qualité et comme quantité ou plutôt la nécessité d'admettre, ainsi que pour les autres infections, l'existence d'arthropathies tuberculeuses purement toxiques (1) ». Le séro-diagnostic en général, au contraire, et surtout le séro-diagnostic local donne d'excellents résultats dans ces cas où la cytologie ne signifient presque rien. « Celle-ci est loin, en effet, d'avoir pour les épanchements intra-articulaires la valeur presque absolue qu'elle a pour la plèvre (2) ».

(1 et 2) ALAMARTINE. — « Revue d'ensemble sur le rhumatisme tuberculeux de Poncet ». (*Revue de médecine*, mai 1907.)

4 SC

Sans doute, le diagnostic de ces pseudo-rhumatismes est la plupart du temps assez simple, mais dans certains cas, dans ceux où le pseudo-rhumatisme tuberculeux prend par exemple la forme d'un rhumatisme articulaire aigu ou bien simule un pseudo-rhumatisme subaigu, de cause inconnue, dans les cas surtout où ce pseudo-rhumatisme tuberculeux est primitif, c'est-à-dire ne faisant la preuve de son origine ni par l'anatomie pathologique, ni par la bactériologie, les recherches bactériologiques et en particulier l'épreuve de l'agglutination ne seront pas de trop pour trancher un diagnostic qui, cliniquement, est sans contredit des plus délicats, et pratiquement très utile.

Nous aurions pu faire, après notre classification générale des épanchements articulaires, une classification spéciale pour les épanchements de nature tuberculeuse et montrer pour chacun de ceux-ci l'utilité du séro-diagnostic local, mais les exemples que nous venons de donner suffiront, pensons-nous, à fixer le clinicien sur le bénéfice qu'il pourra tirer de l'emploi de ce moyen.

Nous relèverons cependant encore quelques opinions autorisées, démontrant qu'il n'était pas inutile de rechercher si la séro-réaction tuberculeuse locale s'appliquait aux arthrites, ce que, heureusement, nous pouvons aujourd'hui certifier. Lannelongue, dans son livre sur « la tuberculose chirurgicale », nous dit, en effet, à propos du diagnostic de la tuberculose ostéo-articulaire :

« 1° Au début, l'ostéo-arthrite tuberculeuse est le plus souvent méconnue et cela se conçoit, puisqu'il n'est peut-être pas d'affection qui apparaisse plus insidieusement et de façons plus différentes... Les symptômes sont attribués souvent à des névralgies diverses, des douleurs de croissance, ou encore à des manifestations rhumatismales frustes ou enfin aux suites éloignées ou non d'un traumatisme. Et c'est à cette période que le diagnostic est utile; lorsque l'affection est plus avancée, le diagnostic s'impose.

« 2° A propos du diagnostic différentiel de synovites articulaires, forme scléreuse: « très simple quand il y a des grains riziformes ou qu'on sent la synoviale modifiée ; très difficile en général : on peut croire alors à toutes les variétés différentes d'hydarthrose, à l'hydarthrose rhumatismale, à l'hydarthrose intermittente de Panas, à l'hydarthrose blennorrhagique (cas de coïncidence ou de succession), à l'hydarthrose simple, si vraiment elle existe, à l'hydarthrose syphilitique. Pour éviter cette erreur, très préjudiciable au malade, il faut examiner les antécédents, etc., etc., et en cas de doute, dit Chandelux, faire comme si la synovite était bien tuberculeuse. »

M. Gangolphe (1) signale également de son côté les difficultés parfois insurmontables du diagnostic des arthrites tuberculeuses : « Il n'existe pas d'arthrite tuberculeuse étalon, dit-il. On ne peut considérer comme étant seules de nature tuberculeuse les arthrites ou ostéoarthrites reproduisant le type clinique bien connu de la tumeur blanche avec fongosités et fistules. A côté de ce type, il en est d'autres plus difficiles à diagnos-

(1) GANGOLPHE (Le Dentu et Delbet). Paris, 1908, t. VIII, p. 3.

tiquer, simulant soit le rhumatisme articulaire aigu, soit le rhumatisme chronique, évoluant seuls ou associés à d'autres manifestations, osseuses, viscérales, etc. La polyarthrite tuberculeuse aiguë et la polyarthrite tuberculeuse chronique d'emblée sont susceptibles d'être différenciées du rhumatisme articulaire aigu et du rhumatisme chronique. Une autre difficulté peut encore venir de la coexistence, sur le même sujet, de deux affections susceptibles de s'accompagner de lésions articulaires. A laquelle des deux maladies arthropathiques appartiendra la lésion? Sera-t-elle pure, modifiée ou même hybride?... (Il ne croit pas à cette hybridité.)

« Vous étudierez avec soin les caractères spéciaux de la manifestation articulaire, son évolution, sa liaison avec d'autres symptômes (phénomènes adénopathiques correspondants) et vous pourrez formuler la plupart du temps une opinion ferme.

« Je ne veux pas dire, cependant, que nous soyons toujours en état de préciser la nature d'une arthrite. *Bon nombre* de ces lésions sont encore à élucider qui sont rangées sans hésitation, par certains auteurs, soit dans la tuberculose sans lésion!!!..., soit dans ce bloc qui s'effrite et que l'on appelle le rhumatisme. »

On voit donc, d'après ces faits, que le séro-diagnostic local pourra quelquefois rendre de très grands services.

Nous ne saurions enfin passer sous silence un dernier diagnostic différentiel, pour lequel la séro-réaction, pratiquée avec le liquide de l'épanchement, sera peut-être plus utile encore, attendu que dans ce cas la cytologie, elle, ne permettra de faire aucune distinction. Il s'agit du diagnostic entre les arthrites tuberculeuses et les arthrites syphilitiques, si important au point de vue du traitement.

Ici, la difficulté du diagnostic est telle, en effet, que certains auteurs vont jusqu'à parler d'associations morbides qu'ils désignent par des termes eux-mêmes associés, comme celui de pseudo-tumeur blanche syphilitique. M. Gangolphe, qui, comme nous l'avons vu plus haut, ne croit pas plus à cette forme qu'à toute autre manifestation articulaire d'origine hybride, c'est-à-dire rhumatismale et tuberculeuse ou blennorrhagique et tuberberculeuse, etc. etc., déclare que malgré leur aspect clinique spécial, dû plutôt au terrain, l'infection est unique, tuberculeuse, blennorrhagique, syphilitique ou autre. Le séro-diagnostic local sera pour ainsi dire le seule moyen de reconnaître l'origine tuberculeuse, quand elle sera en cause.

Fouquet (1) dit, d'autre part, dans sa thèse sur la syphilis articulaire : « C'est surtout avec l'hydarthrose d'origine tuberculeuse (hydrops tuberculosus) qu'on devra différencier l'hydarthrose syphilitique secondaire, et ce n'est pas toujours aisé. L'hydarthrose tuberculeuse se rencontre souvent chez des sujets jeunes, à la puberté, il n'y a aucune réaction locale, mais bien souvent en cherchant dans les antécédents héréditaires et personnels, on trouve la tuberculose... enfin le traitement antisyphilitique lèvera les doutes. » Ne sera-t-il pas plus simple de s'adresser à une méthode aussi efficace

(1) FOUQUET. — « La syphilis articulaire. » Th. de Paris, juin 1905.

et bien moins ennuyeuse pour le malade, le séro-diagnostic du liquide? Car, ainsi que MM. Arloing et P. Courmont le disaient déjà en 1898 pour le séro-diagnostic du sang, nous pouvons maintenant répéter pour le séro-diagnostic local : « Quand il est positif, dans un cas suspect, c'est un signe de très grande valeur en faveur de la tuberculose. »

Toute la discussion précédente peut s'appliquer au diagnostic des synovites des gaines tendineuses où la séro-réaction se présente exactement dans les mêmes conditions et fournit d'aussi bons résultats, ainsi qu'en témoignent nos observations.

II. — Appendice pour les épanchements divers, kystes et hydrocèles.

a) *Épanchements divers et kystes.* — Les quelques cas, malheureusement trop rares, d'épanchements divers et de kistes sont très intéressant et d'une façon générale très favorables à la méthode de la séro-réaction locale employée comme moyen de diagnostic, mais nous ne saurions établir une statistique quelconque avec le faible nombre de cas que nous avons pu étudier.

b) *Hydrocèles.* — Restent enfin les hydrocèles. Nous avons cinq observations de celles-ci qualifiées cliniquement de symptomatiques et où l'état du testicule faisait la preuve de la nature tuberculeuse de l'affection ; dans toutes les cinq, l'épanchement a donné une agglutination positive au moins à 1 p. 5. Dans une sixième et septième observation, où la nature tuberculeuse, quoique moins certaine, était cependant probable, l'épanchement n'a agglutiné qu'à ‡ 3 pour la première et n'a pas agglutiné du tout pour la seconde. Le séro-diagnostic local serait donc en somme presque toujours positif dans les cas d'hydrocèles tuberculeuses. Toutefois, ce fait demanderait à être vérifié par des observations plus nombreuses. Enfin, dans vingt autres observations, se rapportant presque toutes à des cas d'hydrocèles dites simples, dont la nature est encore si mal connue, le liquide n'a pas agglutiné, bien que le sang ait au contraire donné une réaction positive dans trois d ces cas.

Ces faits tendraient à démontrer que, contrairement à ce que nous avons vu pour les hydarthroses simples, le rôle attribué à la tuberculose par MM. Poncet, Tuffier et Jousset dans la production de ces hydrocèles doit être minime. Il serait même nul d'après nos observations, et ces résultats concordent d'ailleurs avec ceux fournis par les recherches de MM. Courmont, Widal et Ravaut, Barjon et Cade sur la même question, au moyen de l'inoculation. Il est vrai que l'on pourrait faire à cette conclusion l'objection suivante : à savoir que ces hydrocèles dites simples répondraient à des formes trop atténuées de l'infection tuberculeuse pour irriter la vaginale d'une façon suffisante et lui faire sécréter des agglutinines. Cela est possible, mais nos observations précédentes (arthrites, kystes, etc.) prouvent justement que les cas à virulence la plus faible paraissent donner, en général, les agglutinations les plus élevées. D'ailleurs, l'opération (retournement de la vaginale) ne nous a jamais permis de trouver la séro-réaction nettement en défaut, c'est-à-dire de rencontrer des lésions tuberculeuses, même très légères, dans les cas d'hydrocèles dites simples.

ESSAI DE SÉRO-PRONOSTIC

Il nous reste encore, au point de vue de l'utilité pratique du séro-diagnostic local des épanchements articulaires, une dernière question à examiner : c'est celle du séro-pronostic. L'étude de cette question, malgré toute son importance, est loin d'offrir un intérêt égal à celui du séro-diagnostic, elle nous retiendra donc beaucoup moins longtemps. Sans vouloir établir ici des lois presque absolues, comme M. P. Courmont a pu le faire pour les pleurésies tuberculeuses, grâce à de longues et patientes recherches sur 115 malades, dont la plupart furent suivis pendant sept ans, nous montrerons cependant que les conclusions formulées par notre savant maître pour les épanchements pleuraux s'appliquent également, d'une façon générale, aux épanchements articulaires : « La réaction agglutinante est une réaction de défense, ou tout au moins parallèle aux réactions de défense de l'organisme ; elle est, en général, en raison inverse de la gravité de la maladie et en raison directe de l'intensité de la défense (1). »

C'est ce que montrent assez bien nos observations, classées dans cette intention d'après le degré d'agglutination : en suivant, dans notre tableau I, la colonne des séro-dignostics et parallèlement la colonne des évolutions, on remarque qu'au début de ce tableau, c'est-

(1) P. Courmont. — « Le séro-pronostic des pleurésies tuberculeuses » (*Presse médicale,* 8 nov. 1905.)

à-dire correspondant aux réactions négatives, se trouvent les évolutions graves (mort, amputation, longue durée, etc.), puis vient la série des cas moyens, et enfin celle des cas très positifs, coïncidant le plus souvent avec des guérisons promptes et durables. C'est ainsi qu'on trouve, parmi les observations que nous avons pu suivre :

1° 5 cas ayant agglutiné à + 15. Guéris : 5 ;

2° 8 cas ayant agglutiné à + 10. Guéris : 6 ;

3° 5 cas ayant agglutiné à + 5. Aggravés ou morts : 4 ;

4° 4 cas n'ayant pas agglutiné : 0 : Aggravés ou morts : 2.

Le tableau suivant résume ces évolutions de nos épanchements tuberculeux et montre que la proportion des formes bénignes est de beaucoup la plus grande dans la colonne des agglutinations fortes :

Degré d'agglutination.......	0	+ 5	+ 10	+ 15
Nombre de cas............	8	13	9	7
Guéris ou améliorés .	2	1	5	5
Morts ou aggravés...	2	4	3	0
Résultats inconnus ..	4	8	1	2

Les deux cas négatifs du T. I ayant guéri sont loin d'avoir d'ailleurs une valeur égale à celle des autres cas du tableau, car il s'agissait d'enfants de 4 à 5 ans. Or, on sait que chez ces derniers l'agglutination a toujours un taux bien moins élevé que celui qu'elle a chez l'adulte (1).

En somme, nous voyons que tous les cas ayant agglutiné à + 15 et qui ont pu être suivis jusqu'à la fin

---

(1) Descos. — Le séro-diagnostic de la tuberculose chez les enfants (th. Lyon, nov. 1902).

ont guéri, de même que la plupart des cas à + 10 et que les cas très graves (mort ou amputation) n'agglutinaient que très rarement au-dessus de 1/5.

Le cas de Ver (n° 37, tabl. I), où trois séro-réactions furent faites successivement, les deux premières à douze jours d'intervalle, mérite une mention spéciale (n° 37, T. I). Il est on ne peut plus intéressant au point de vue qui nous occupe.

Ce malade, dont le deuxième séro-diagnostic était positif au 1/15, tandis que le premier ne l'était qu'au 1/5, et cela pour les deux genoux, semblait devoir s'améliorer au début; la clinique ayant permis au contraire, un mois après, de porter un pronostic très sombre, nous refîmes un troisième séro-diagnostic qui, cette fois, ne fut positif qu'à 1/3.

La loi citée plus haut pour les pleurésies se trouve donc vérifiée également pour les épanchements articulaires, par les faits assez nombreux que nous avons pu recueillir, et nous sommes en droit d'affirmer que *l'arthrite tuberculeuse à épanchement s'améliore avec l'intensité du pouvoir agglutinant du liquide articulaire.*

CONCLUSIONS

On peut appliquer au diagnostic des arthrites et des hydrocèles le procédé de séro-diagnostic d'Arloing et Courmont :

1° Soit avec le sang : séro-diagnostic général classique ;

2° Soit avec la sérosité : séro-diagnostic local. (Comme dans les travaux de P. Courmont sur les pleurésies.)

Nous parlons presque uniquement ici du séro-diagnostic local des épanchements articulaires. (Étude de 64 malades.)

Nos conclusions peuvent se diviser en deux parties :

1° Conclusions générales ;

2° Applications au diagnostic.

1° Conclusions générales.

I. Au point de vue de la séro-réaction, les épanchements articulaires se comportent en somme à peu près de la même façon que les épanchements pleuraux : les épanchements non tuberculeux n'agglutinent pas le bacille de Koch à 1 pour 5 ; la plupart des épanchements tuberculeux l'agglutinent au contraire dans les proportions de 1 pour 5 à 1 pour 15 et plus (80 %) des cas, statistique portant sur 64 cas).

II. Une seule différence est à noter entre les épanchements pleuraux et les épanchements articulaires : tandis que pour les premiers l'agglutination ne se produit le plus souvent qu'avec des liquides séreux, pour les seconds, au concontraire, l'agglutination donne des résultats positifs même avec des liquides purulents (sérum du pus).

III. Certains liquides articulaires tuberculeux peuvent ne pas donner une réaction positive, même à 1 pour 5 ; en général, ces derniers faits concernant les cas graves (mort, amputation).

IV Dans les cas favorables, le pouvoir agglutinant de l'épanchement articulaire peut s'élever progressivement. Inversement, il s'abaisse dans les cas graves.

V. Pour toutes ces raisons, il semble qu'en général la réaction agglutinante locale soit, comme la réaction agglutinante générale, en raison inverse de la gravité de l'infection.

VI. Le pouvoir agglutinant du sang n'est pas toujours égal à celui du liquide épanché dans les articulations :

a) Dans la moitié des cas environ, le sang agglutine à un taux supérieur.

b) Dans l'autre moitié des cas, le sang agglutine à un taux égal ou inférieur.

Dans ces derniers cas, au moins, la formation ou l'accumulation de la substance agglutinante dans les épanchements articulaires semble donc être en fonction de l'activité réactionnelle de la séreuse. Cette formation *in loco* peut même être très rapide. (Ex. de Verg, t. I, n° 37.)

VII. La comparaison de la séro-réaction locale avec l'inoculation et le cyto-diagnostic montre la supériorité de la première, au moins en ce qui concerne la facilité et la rapidité de la méthode, ainsi que le nombre des résultats obtenus.

VIII. La rareté des cas où l'agglutination est nulle s'explique peut-être par le fait de la faible virulence des tuberculoses articulaires en général. La statistique des épanchements tuberculeux à résultats nuls dépasse, en effet, de 4 °/₀ celle des pleurésies.

IX. Les liquides d'hydrocèles symptomatiques agglutinent d'une façon à peu près constante. Les hydrocèles dites simples n'agglutinent jamais.

X. Les épanchements divers, collections froides tuberculeuses, kystes synoviaux, etc., semblent également pouvoir bénéficier de l'emploi de cette méthode pour le diagnostic de leur nature exacte.

2° Applications au diagnostic et au pronostic des arthrites.

I. La séro-réaction générale et la tuberculine exposent à des erreurs d'interprétation dues à la coexistence possible de lésions tuberculeuses viscérales avec une hydarthrose non tuberculeuse sur le même sujet.

(Nous avons vu le séro-diagnostic local d'une arthrite syphilitique être négatif chez un tuberculeux pulmonaire.)

II. Le séro-diagnostic local se fait par l'agglutination des cultures homogènes — suivant la technique bien connue — avec la sérosité de l'épanchement.

III. Une séro-réaction positive, à partir de 1 pour 5 avec un liquide articulaire, est un signe de très grande valeur en faveur de la nature tuberculeuse de l'arthrite. Une séro-réaction négative ne constitue qu'une présomption contre le diagnostic de tuberculose. Dans ce cas, il faudra répéter l'examen, ou encore rechercher le séro-diagnostic sanguin d'un cobaye inoculé avec le liquide de l'épanchement.

IV. En cas d'hémarthrose ou de mélange accidentel de sang à la sérosité articulaire, le pouvoir agglutinant de celle-ci peut provenir du sang épanché ou mélangé lorsque ce dernier est de son côté agglutinant.

V. En dehors de ces cas, il sera d'ailleurs toujours utile de rechercher le pouvoir agglutinant du sang pour le comparer au pouvoir agglutinant de la sérosité articulaire.

VI. *Séro-pronostic.* — Une séro-réaction à 1 pour 10 est déjà un signe de bon pronostic ; à partir de 1 pour 15, le pronostic devient excellent (sauf de très rares exceptions), surtout si ce taux élevé persiste avec le liquide de plusieurs ponctions successives.

INDEX BIBLIOGRAPHIQUE

1° Du séro-diagnostic tuberculeux en général, depuis 1904.

(Voir thèse de Berthelon, Lyon, 1904, pour la bibliogr. antérieure.)

1. Arloing (S.) et Courmont (P.). — Variations de l'agglutinabilité des bacilles de la tuberculose. (Deux mémoires. Revue de la tuberculose, 1904, n°s 3 et 5.)

2. Arloing (S.) et Courmont (P.). — Agglutinabilité et pouvoir agglutinogène des différents types de bacilles tuberculeux en cultures homogènes. (Journ. de méd. vétér. et de zoot., 30 nov. et 31 déc. 1904.)

3. Arloing (S.), Bayle et Dumarest. — Études sur les rapports entre la séro-agglutination et la localisation anatomique et l'évolution de la tuberculose chez l'homme. (Congrès de la tuberculose, Paris, 1905.)

4. Balme. — Étude sur la fréquence de la tuberculose latente. (Th. Lyon, 1904.)

5. Courmont (P.) et Nicolas (J.). — Agglutination dans le lupus. (Soc. médic. des Hôp. de Lyon, 7 déc. 1905.)

6. Courmont (P.). — Valeur séméiologique de la réaction agglutinante chez les tuberculeux, séro-diagnostic, séro-pronostic. (Rapport présenté au Congrès de l'Association française pour l'avancement des sciences, Lyon, 2-7 août 1906.)

7. Courmont (P.). — Le séro-diagnostic dans les formes atténuées et fibreuses de la tuberculose. Arthritisme et tuberculose. (Bull. de la Soc. de méd. des Hôp. de Lyon, 1906. V. 317-320.)

8. Froment. — Le séro-diagnostic de la tuberculose chez le vieillard. (Soc. méd. des Hôp. de Lyon, 1904, et Congrès de la tuberculose, Paris, 1905.)

9. Gryzez et Job. — Le diagnostic précocè de la tuberculose dans l'armée et le séro-diagnostic d'Arloing et Courmont. (Revue de méd. n° 9, 10 sept. 1906.)

10. Kinghorn et Twichell.— Le séro-diagnostic de la tuberculose. (Amer. Journ. of Med. Sciences et Revue de la tuberculose, 1er février 1907.)

11. Pellegrini. — La séro-réaction dans les maladies tuberculeuses chirurgicales. (Clinica moderna, X, nos 17 et 28, 1904.)

12. Sakkarini. — Sur l'agglutination dans la scrofule. (Jahrbuch für Kinderh., Bd XIII, série 3, 2/1 1906.)

13. Salomon et Sabareanu. — Contribution à l'étude de la séro-réaction de la bacillo-tuberculose. (Revue de méd., p. 524, 1905.)

14. Teissier (M.). — Les études modernes sur la tuberculose. (Congrès italien de méd. interne, Gènes, octobre 1905, et Semaine méd., p. 520, 1905.)

15. Thomescu et Gracoski. — Le séro-diagnostic de la tuberculose en général et particulièrement chez l'enfant. (Congrès international de la tuberculose, 3 octobre 1905.)

2o Du séro-diagnostic tuberculeux local.

1. Achard et Læper. — Sur la concentration relative du sérum sanguin et des sérosités pathologiques, ses rapports avec la marche des épanchements. (C. R. de la Soc. de Biol. Paris, 1901, t. III, p. 620.

2. Bemdix. — Zur Serumdiagnose der Tuberkulose (Deuts. med. Wach., 5 avril 1900.)

3. Carrière. — Pleurésie séro-fibrineuse. (C. R. Soc. de Biol., 3 juin 1899.)

4. Carrière. — Le séro-diagnostic de la tuberculose. (Soc. de Biol., 6 juillet 1901.)

5. Courmont (P.). — Répartition de la substance agglutinante. (C. R. de la Soc. de Biol., 1897.)

6. Courmont (P.). — Action des épanchements des séreuses, tuberculeux ou non, sur les cultures du bacille de Koch en milieux liquides (Soc. de Biol., 28 mai 1898.).

7. Courmont (P.). — Séro-diagnostic des épanchements tuberculeux (Congrès de la tub., Paris, 1898, et Presse méd., 11 juin 1898.)

8. Courmont (P.). — Agglutination du bacille de Koch par les épanchements tuberculeux séro-diagnostic. (Arch. de méd. expér., nov. 1900, et Soc. de Biol., nov. 1900.)

9. Courmont (P.). — Résultats comparés du cyto-diagnostic et du séro-diagnostic tuberculeux des épanchements des séreuses. (Bull. de la Soc. de médecine des Hôp. de Lyon, 14 mars 1902.)

10. Courmont (P.). — Séro-diagnostic et séro-pronostic dans la pleurésie tuberculeuse. (Grillot, thèse de Lyon, 1904.)

11. Courmont (P.). — Séro-pronostic des pleurésies tuberculeuses. (Congrès de la tuberculose, Paris, 1905, et Presse médicale, 8 nov. 1905, n° 90.)

12 Courmont (P.). — Agglutination du bacille de Koch par les épanchements tuberculeux. (Feitu, th. Lyon, 1900.)

13. Courmont (P.). — Rhumatisme articulaire aigu tuberculeux et chez les tuberculeux. (Géniaux, th. Lyon, 1902.)

14. Courmont (P.). — Variations de l'agglutination des bacilles de la tuberculose. (Berthelon, th. Lyon, 1904.)

15. Courmont (P.) et Scherrer. — Séro-diagnostic des épanchements articulaires. (Neuvième Congrès de méd, interne, Paris, 14 au 16 octobre 1907 et Presse méd., 19 octob. 1907.)

16. Courmont (P,). — Traité de pathologie générale. (Collection Testut, 1re édition, 1907.)

17. Courmont (J.). — Traité de bactériologie. (Collection Testut, 3e édition, 1906.)

18. Feitu. — (Voir P. Courmont.)

19. Géniaux, — (Voir P. Courmont.)

20. Grillot. — (Voir P. Courmont.)

21. Hawthorn (Ed.). — La séro-réaction tuberculeuse. (C. R. de la Soc. de Biol., 6 juin 1902.)

22. Kazarinov. — Contribution à l'étude du séro-diagnostic de la tuberculose. (Rouski Wratch., 15, 17, 27 octobre 1901.)

23. Landouzy. — La pleurésie. (Traité de méd. et de thér. publié sous la direction de P. Brouardel et A. Gilbert.)

24. Marchetti et Stefanelli. — Sulla siero-reazione tubercolare. (Rivista critica di clinica medica, nos 42-43 et 44, 1903.)

25. Netter. — Pleurésie tuberculeuse. (Traité de méd. publié sous la direction de Bouchard et Brissaud.)

26. Pallasse. — Valeur pronostique de la quantité de l'épanchement dans les pleurésies tuberculeuses. (Th. Lyon, 1905.)

27. Ramond (F.) et Pourlet. — Pouvoir absorbant de la plèvre au cours de la pleurésie séro-fibrineuse. (Presse méd., 14 mars 1900.)

28. Rénon et Latron. — Sur la valeur clinique du pouvoir absorbant de la plèvre. (Soc. méd. des Hôp. de Lyon, 29 juin 1900 et Presse méd., 7 juillet 1900.)

29. Widal et Ravaut. — Recherches sur l'agglutination du bacille de Koch et le cyto-diagnostic dans 24 cas d'épanchements séro-fibrineux de la plèvre. (Congrès de la tuberculose, Londres, 1901.)

30. Weill (E.) et Descos (A.). — Cytologie et séro-diagnostic tuberculeux. (Bul. de la Soc. méd. des Hôp. de Lyon, 14 mars 1902.)

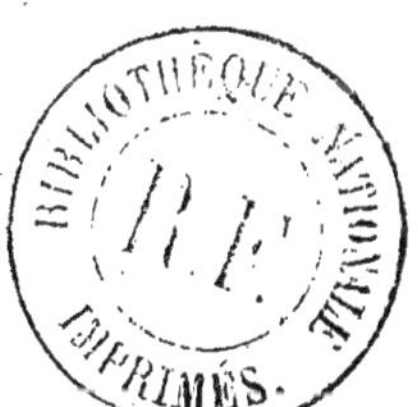

7606 — Imprimeries Réunies, Delaroche et Schneider, Lyon

www.ingramcontent.com/pod-product-compliance
Ingram Content Group UK Ltd.
Pitfield, Milton Keynes, MK11 3LW, UK
UKHW020403180726
13839UKWH00003B/1247

9 782329 150536